ワイル博士のメディカルハーブ相談室

著者：アンドルー・ワイル
監訳・解説：林 真一郎
翻訳：榊原 有一

東京堂出版

はじめに ～本書にプロセスを学べ

本書は統合医療の世界的なリーダーであるアリゾナ大学医学部のアンドルー・ワイル博士のウェブサイト内に設けられた「ワイル博士に聞け（Ask Dr.Weil）」に寄せられた質問のQ＆A集です。ワイル博士は米国のタイム誌の表紙に2回も登場し、オバマ大統領の指名をうけて上院で統合医療の重要性を証言するなど文字通り「統合医療の顔」でありサイトへのアクセス数は月に100～300万に達するほどの人気です。

統合医療とは医薬品・手術・放射線の3つの武器に代表される近代・西洋医学とメディカルハーブやアロマセラピー、心理療法や食事療法など数多くの相補・代替療法のいずれをも視野に入れた患者さん中心の医療を言います。欧米の先進国ではすでに統合医療が普及していますが、それにはいくつかの理由があります。そのひとつとして社会の課題となる病気が感染症から心身症や生活習慣病などの慢性疾患へ、さらには認知症に代表される老人退行性疾患へと変化したことがあげられます。かつて感染症に対する抗生物質はその切れ味の鋭さから「魔法の弾丸」と称えられましたが、不眠や抑うつ、アレルギーやがんといった現代病に対する医薬品は効果よりも副作用が問題となり、また医療費の高騰を招く結果になりました。そこで人々は副作用が少ないうえにコストも安く、再発を予防してQOLを高める相補・代替療法に再び活路を見い出したのです。もうひとつの理由は情報化の進展です。インターネットなどネット環境の整備によって人々はさまざまな病気や治療法についての情報を得ることができるようになり、自分の治療法を自分で決めるといった流れを加速していきました。例えて言えばこれまでの医療では定食やプリフィックスといったお仕着せのメニューしかなかったのに対し、自分の価値観や嗜好、ふところ具合に応じ、自己責任でアラカルトメニューを選ぶ時代がやって来たのです。

ところでわが国でも統合医療への取り組みがスタートしていますが、残念ながら欧米のように医療サービスのエンドユーザーである消費者（生活者）や患者さんが医療をめぐる意思決定の主役となるような社会的なムーブメントには至っていません。この背景としてわが国には国民皆保険制度があることから医療問題への危機意識に乏しいといった指摘があります。とは言え、すでに超高齢社会を迎え「お任せの医療」を脱して各自がセルフヘルプ、セルフメディケーションの意識を持ち、病気を予防して支え合う社会を作らなければ未来がありません。こうしたチェンジを現実のものとするには情報のリテラシーがポイントになるものと思われます。玉石混淆《ぎょくせきこんこう》の情報洪水の中から質の高い情報を選び出し意思決定に役立てるスキルが問われます。従来の医療では問いに対する答はひとつでしたが統合医療では一人一人の答が異なるのです。そこで、こうしたスキルを養うのにこのうえなく役立つのが本書であると思います。ただし、本書を活用するうえではワイル博士の答の通りに症状と対応するメディカルハーブを丸暗記するのではなく、答に至るプロセスそのものを学ぶことが大切です。一例をあげればワイル博士は最新の研究報告や情報を収集する一方で必ずしもその結果に従うわけではありません。また必要に応じて信頼できる同僚や知人に意見を求めることを厭いません。さて、情報に速報性を求めたり、結論だけを知りたいならネット媒体が優れていますが、結論に至るプロセスや後々の検証には紙媒体が優れています。そして本書が紙媒体であることはそこにこそ意味があるのだと思います。

最後になりましたが本書はワイル博士と長年にわたる親交があり、英国ウェストミンスター大学統合医療学科を卒業してCAM教育ディレクターとして活躍する榊原有一さんの橋渡しにより実現したことを記しておきたいと思います。

二〇一五年四月

林　真一郎

Contents

ワイル博士のメディカルハーブ相談室

はじめに～本書にプロセスを学べ（林 真一郎） 3

エキナセアの効能は現在どのように評価されているのか 13
エキナセアの長期使用は免疫系を過剰に刺激するって本当？ 16
庭のイチョウ（ギンコ）を最大限に活かしたい 19
記憶力増強に効くと言われるイチョウは血圧を高める？ 22
医薬品とハーブの飲み合わせは？ 25
ターメリック（ウコン）とクルクミンの違いは？ 28
クルクミンはアルツハイマーに効果的？ 32
紅茶、それとも緑茶？ 36

お茶をもっと飲むべき？ 40
緑茶が抗生物質の効果を高める？ 43
緑茶に含まれる物質に減量効果？ 46
お茶（緑茶・紅茶）は血圧に悪影響？ 50
妊娠中に緑茶を飲むのはやめるべき？ 53
妊娠中にショウガを摂るのは避けるべき？ 56
ペパーミントは妊娠中でも安全？ 59
赤トウガラシにはダイエット効果がある？ 62
痛みに効くカプサイシンの力とは？ 65
イブプロフェンの代わりに炎症を鎮めてくれるハーブって？ 68
使用するごとにハーブの効果は低下していく？ 72
子供にハーブを与えても大丈夫？ 76
ハーブを使ったアレルギー対処法？ 79
ティーツリー精油で白癬を治療？ 82

乳がん患者はイブニングプリムローズ油を使ってはいけないの？　85
糖尿病に効くアルガン油？　88
ハーブを利用した糖尿病ケア？　91
糖尿病にはシナモンが効果的？　94
糖尿病に効くマルベリー（クワ）？　97
マリファナ（大麻）によるがんケア？　101
クルミ（ウォールナッツ）で心臓の健康維持？　105
新しい肝臓ケア？　109
チョウセンゴミシ（シサンドラ）は安全？　112
ビターオレンジ（ダイダイ）は安全？　115
フキタンポポ（コルツフット）でハーブティーを淹れてはいけない？　119
ホーソンの実はどれくらい身体にいいのか？　124
セージは多汗症に効果的？　127
関節炎に効くデビルズクロウ　129

皮膚症状に効果的なアジア産ハーブ？ 134
ハーブで尋常性白斑を治療するには？ 137
健康への苦い道のり？ 140
抗生物質服用時の飲酒は？ 145
コレステロール値をおさえるには？ 149
オメガ3とオメガ6のバランスは？ 153
オメガ9系脂肪酸の必要性 157
牛乳を飲むとがんになるって本当？ 161
クマジン（ワルファリン）に代わる自然な代替療品は？ 165
天然の記憶力増進剤？ 168
むくみに効く天然の利尿剤？ 171
サプリメントを摂るべき時間は？ 174
サプリメントの摂り過ぎに注意？ 178
サプリメントからの小休止？ 182

もっとも危険なサプリメント 186
高齢者用のサプリメント? 190
セロトニンの分泌を促すサプリメント? 194
OPC-3はADHD治療用の抗酸化サプリメント? 198
世界最高の果実、アサイーとは? 202
尿路感染症にはクランベリージュースが効果的? 205
チェリージュースで関節痛を緩和? 209
犬にフィッシュオイルを与えたら? 213
自己免疫性疾患に立ち向かうためには? 216
目の毛細血管が破裂したときは? 220

エキナセアの効能は現在どのように評価されているのか

「エキナセアの効能の是非が非常に不明確です。風邪を引いたときにはエキナセアが良いとワイル博士がすすめていたことがありましたよね。でも、以前に、エキナセアに効果はないという内容の記事を目にしたこともあります。最近読んだ記事には、やはり効果があると書いてありました。エキナセアを巡って、どうしてこんなにも矛盾した見解が錯綜《さくそう》しているのでしょうか」

Weil's A

エキナセアは、パープルコーンフラワー（エキナセアプルプレア）やその仲間の根や葉を調製した伝統的なハーブ製剤です。免疫系を刺激する効果があり、古くから、一般的な風邪の症状やその他の軽い感染症の予防や治療に活用されてきました。

14件の初期研究をレビューした結果、エキナセアは風邪の罹患率を56％低下させ、罹患期間を1.4日短縮する効果がある、という結論にたどり着きました。これが現時点で、エキナセアに関して私が言えることですね。コネチカット大学とハートフォード病院の研究員による報告では、エキナセアのエキスを服用している成人は、一年に風邪を引く回数がたったの1～2回にとどまっているそうです（通常は、年に2～4回）。また、風邪を引いたあとにエキナセアを服用したところ、改善までに通常は平均5～7日ほどかかるところが、4～6日に短縮されたという報告もあります。しかしながら、エキナセアは、他の風邪ウイルスと比較したときに、ライノウイルス（代表的な風邪ウイルスのひとつ）性の症状に対しては、あまり効果的ではなかったということも、同じ研究チームから報告されています。

エキナセアに関する研究の大部分は、ドイツで実施されており、エキナセアが持つとされる抗ウイルス作用、抗菌作用、免疫増強作用もドイツにおいて証明されています。しかしながら、米国内におけるエキナセア効能に関する研究の結果は、先ほど紹介したコネチカット大学のチームによる研究結果が発表されるまで、両極端でした。とりわけ予防効果に関しては意見が分かれています。最近、もっとも注目を集めたのは、ヴァージニア大学医学部による研究で、エキナセアには風邪を予防する効果も症状を減少させる効果もないと結論づけられていました。非常にクオリティの高い研究なのですが、研究に使用されたエキナセアが有効量に達していなかったという点は悔やまれます。他にも、過去に実施された研究のなかには、エキナセアの種類（プルプレア種・アングスティフォリア種）、使用部位（ハーブ全体を使うのか、もしくは根や葉のみを使うのか）、エキスの抽出法、服用法（カプセル、チンキ剤、エキスなど）などが十分コントロールされておらず、精度の低いものも多く見受けられました。

だからといって、コネチカット大学やヴァージニア大学による研究結果が現時点でもっとも信頼できる答えなのかというと、私は首を傾けざるをえません。古くから使われて来たこのハーブの効能を明らかにするためには、幅広い種のエキナセアを集め、それぞれ異なる量・服用形式における効果を測ることができる、よりクオリティの高い研究が求められると思います。

日本では

北米原産のエキナセアですが、免疫系を向上させるハーブとして注目を集め、すでにわが国での栽培も始まっています。そのパイオニアは意外なことに首都圏の埼玉県寄居町。お茶の産地でもあることから、エキナセアの葉のみを丁寧に手摘みします。それを製茶場で日本茶と同じ工程を経て製品化するため、葉緑素などを豊富に含む高品質のエキナセアとなっています。

Q エキナセアの長期使用は免疫系を過剰に刺激するって本当？

「エキナセアの長期使用は免疫系を過剰に刺激してしまう、と担当医から言われました。これに関してどう思われますか？『免疫系を過剰に刺激する』とはどういう意味なのでしょうか」

Weil's A

北米に生育するパープルコーンフラワー（エキナセアプルプレア）やその仲間の根や葉を乾燥させたものは免疫系を刺激します。一般的な風邪の症状やその他の軽い感染症の予防や治療に使っている人が多いですね。推奨服用量は、成人の場合、フリーズドライのエキナセア2カプセル、もしくは、ぬるま湯にティースプーン一杯のチンキ剤を溶いたものを1日に4回飲むといいでしょう。感染症にかかっていなくても、免疫系増強を図る目的でエキナセアを服用する方もいらっしゃいます。

その場合は、推奨服用量の半分を摂れば十分でしょう。

私は、エキナセアの長期的な使用で免疫系が過剰に刺激されるということを示した研究論文を目にしたことはありません。実のところ、一般的に信じられている「エキナセアを長期使用するとその効果を失っていく」という、逆の定説を裏付ける根拠を確認したこともありません（さらに言えば、エキナセアが風邪予防に効果的であるという根拠は確認したこともありません）。エキナセアに含まれる有効成分は、しばしば長期的に利用されるその他の免疫系促進ハーブ（中国産のアストラガルスなど）と同じものです。私としては、エキナセアの長期使用はおすすめしませんが、長期的に服用したとしても、問題が起こることはほとんどないと思います。

言い換えますと、免疫系を「過剰に刺激する」というのは、アレルギーや自己免疫性反応を起こすということを意味しています。念のため、私は関節リウマチや狼瘡持ちの患者さんに対して、免疫系を刺激するハーブを長期的に摂ることはやめておくようにアドバイスしていますが、風邪や軽度の感染症治療として、短期間（～10日前後）エキナセアやアストラガルスを摂るくらいでしたら、まず問題はないと思いますよ。

もっと知りたい

ドイツのコミッションEモノグラフには、エキナセアの使用は8週間を越えないようにという記述がありますが、これは8週間を越えると副作用が生じるという意味ではなく、8週間までは安全性が確認されているという意味です。またエキナセアは連続で使用するよりもインターバルをあけた方が効果的であるといった考え方もあります。具体的には3週間服用して1週間休むとか、1ヶ月続けてから2週間休むなどいろいろな方法がありますが、どれも科学的根拠によるものではなく定説があるわけではありません。

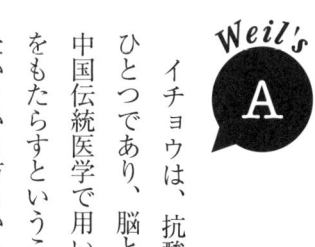

庭のイチョウ（ギンコ）を最大限に活かしたい

「うちの裏庭にイチョウの木が生えています。せっかくなので、健康食品店にお金を使うよりも、イチョウの有効成分を最大限に利用したいと考えているのですが、どのように利用すればいいのでしょうか？」

Weil's A

イチョウは、抗酸化物質とフラボノイドを豊富に含む、世界でもっとも入手しやすいハーブのひとつであり、脳と体の末端への健康な血液循環を助ける効能があることで知られています。また、中国伝統医学で用いるイチョウは、メンタルを鋭敏に整え、集中力を高めるなど、認識機能の改善をもたらすということも研究から明らかにされています。記憶力増強のためにイチョウを試してみたいという方もいらっしゃると思いますが、効果を実感するまでには、最低でも6～8週間かかってしまいます。フラボノイド配糖体24％、テルペノイド6％を含む、規格に合ったイチョウ葉エキスをお求めになるといいでしょう。1日に2回、食事のときに60～120ミリグラムを目安に摂ってみてください。

店頭で入手できるイチョウのチンキ剤やカプセルには、市街や公園に生育しているイチョウ葉のエキスが含まれています。しかし、残念ながら、ご自分でイチョウ葉を摘み取ってみたところで、何の役にも立ちません。期待している効果を得ることができないどころか、胃腸を過剰に刺激してしまうことになるでしょう。というのも、イチョウ葉が精製される過程において、そういった刺激物質は除去されて、有効成分だけが濃縮されているからです。しかしながら、あなたの裏庭に生えているイチョウが雌株だったら、その実を食用にすることができます。イチョウの実（ギンナン）はアジア料理によく使われる食材で、薬効はないものの、調理すれば、大変おいしく召し上がることができるのです。

イチョウの実を食用とするには、柿のような果肉の層を取り除かなければなりません。この層の部分は大変な悪臭を放つのです（これがアメリカでイチョウの雌株とギンナンがあまり好まれていない理由です）。実そのものは、見た目はちょうどヒヨコ豆のようで、栗のような風味があります。しっかりと皮を剥いてから、茹でたり、ローストしたりして、いただきましょう。日本をはじめアジアの国々では、スープや炒め物、デザートにまで広く使われています。家のイチョウが雌株でない場合（実をつけない場合）は、乾燥ギンナンや缶詰のものが食材店などで手に入ります。1オンス（約28グラム）につき97カロリー、成分の内訳は次の通りです。脂肪1グラム、コレステロール0、ナトリウム4ミリグラム、食物繊維0

日本では

日本健康・栄養食品協会では、イチョウ葉エキスに対して次のような規格基準を定めています。フラボノイド配糖体を24％以上含有すること。テルペノイドを6％以上含有すること。ギンコール酸の含有量が5ppm以下であること（ギンコール酸は刺激物質であるため上限値が定められています）。なお、イチョウ葉エキスはドイツやフランスでは脳の血液循環の不全や末梢血管循環の不全の改善を効能とする医薬品として認められていますが、米国ではサプリメント、日本では食品として流通しています。

Q 記憶力増強に効くと言われるイチョウ（ギンコ）は血圧を高める？

「記憶力改善のために、イチョウのサプリメントを摂り始めようと思ったのですが、担当の薬剤師に血圧が上がる可能性があると注意されました。いま私は高血圧の薬を服用しています。どうしたらいいでしょうか？」

Weil's A

まず言っておきたいのですが、イチョウだけを含んだサプリメントで血圧が上がることはありません。記憶力改善を図りたいのでしたら、イチョウの葉から作った伝統的なハーブ製剤をお試しになるといいでしょう。イチョウ（ギンコ）は、中国原産の落葉高木で、かつては非常に珍しい品種だったのですが、現在では世界中、多くの都市街道で目にすることができます。葉から抽出したエキスには、脳内の血流を活発化させる効果があることから、研究者たちの注目を集めてきました。

アルツハイマー病や加齢による認知症の進行を緩めるためにもイチョウは効果的だとする根拠も、臨床研究から導きだされています。

イチョウを扱った最新の研究では、老人性認知症の進行具合に変化を起こしたり、認知機能に決定的な影響を与えたりするような効果はないと結論づけられていますが、そもそも当該研究は調査期間も短く（たった6ヶ月）、軽度の認知症を患ったサンプル患者をたった176名募っただけの小規模なものでした。国際老年精神医学ジャーナル（International Journal of Geriatric Psychiatry）の2008年6月号に掲載されています。

とにかく、この問題に関しては、国立補完代替医療センター（The National Center of Complementary and Alternative Medicine NCCAM）がスポンサーについた、8年にも及ぶ長期研究が2009年には終了する予定ですから、イチョウにはアルツハイマー病や加齢による認知障害、機能障害の進行を緩める効果が果たしてあるのかどうか、さらなる情報がじきにもたらされることでしょう。ちなみに、この研究は国内から3000人以上のボランティアを募って実施されています（さらに、研究チームはイチョウが循環器系疾患の罹患率減少に貢献し得るかどうかについても調査しています）。

記憶力増強を図りたいのでしたら、フラボノイド配糖体24％、テルペノイド6％配合の標準化エキス40ミリグラムを1日3回、食事のときに摂るとよいでしょう。まずは2ヶ月、お試しください。

イチョウをあまりに多量に服用すると、頭痛や吐き気、胃腸のむかつき、下痢、めまい、皮膚へのアレルギー反応などの副作用が表れることがあります。とりわけ一般的な副作用は胃腸への影響ですが、満腹時に服用した場合、それほど影響が及ぶこともありません。

もっと知りたい

本文に記載のないイチョウ葉のサプリメントの副作用として血液凝固を抑制する可能性があり、出血の症例報告があります。このためワルファリンなどの抗凝固薬やアスピリンなどの抗血小板薬との併用には注意が必要です。また手術前や歯科処置前には2週間ほど使用を控えるべきという意見もあります。なお血圧に関しては健常者ではこの質問とは逆に収縮期血圧と拡張期血圧が低下したという報告があります。

本文にある2009年終了の臨床試験の結果については、認知症の発症や有害事象についていずれも服用群とプラセボ群の間に統計学的有意差は見いだされませんでした。

医薬品とハーブの飲み合わせは？

「セントジョンズワートは、ある種の薬剤の効果を消してしまうという話を聞きました。本当ですか？」

Weil's A

米国医師会雑誌（ＪＡＭＡ）（２００３年9月17日号）に掲載された小規模研究では、セントジョンズワートが、ある種の医薬品の効果を低減させてしまったという報告がなされています。この研究は、セントジョンズワートを長期間に渡って摂り続けた場合、薬物代謝に関係したシトクロムＰ４５０（ＣＹＰ）という酵素の活性に変化があるのかどうかを調査したもので、南カリフォルニア医大の薬剤師チームによって実施されました。彼らは22歳から38歳まで12名の参加者を募り、まず咳止め薬と抗不安薬を投与して、2つのCYP酵素のベースラインを確立しました。その後、いったん薬の服用をストップさせ、1週間後、薬剤が体から完全に抜けきったことを確認してから、セントジョンズワートを2週間摂ってもらい、その後に再度、咳止め薬と抗不安薬を投与する、といった流れで研究は進められました。

血液検査の結果、咳止め薬は問題なく代謝されていましたが、抗不安薬のほうは、セントジョンズワートを未服用時の2倍の速度で血漿から除去されていたことがわかったのです。研究チームによる報告には、「セントジョンズワートを服用した場合、CYP酵素に介入する薬剤は通常の服用量では、その効果を発揮しない」とまとめられています。実は、現在入手可能な薬剤のおよそ半数がこれに該当するのです。例を挙げるならば、高血圧の治療に使われるカルシウムチャネル遮断薬、ヒスマナール（アステミゾール）に代表される非鎮静性抗ヒスタミン剤、バリウム（ジアゼパム）やザナックス（アルプラゾラム）、ハルシオン（トリアゾラム）などの精神安定剤、リピトール（アトルバスタチン）やメバコール（ロバスタチン）などスタチン系に代表される脂質降下薬、移植器官の拒絶反応に対処するための免疫抑制剤、HIVやエイズ治療に使われる抗ウイルス性の薬剤など、枚挙に暇がありません。

ひとつ断っておきたいのですが、CYP系統を介して薬剤の効果に影響を及ぼすのは、セントジヨンズワートだけではありません。多くの薬剤もまた、同じように他の薬剤の効果に影響するのです。重要なのは、薬剤とハーブを同時に服用した際に生じる相互作用を、患者・医師ともに理解しておかなければならない、ということですね。薬と薬における相互作用だけでなく、薬とハーブにおける相互作用によって、治療の結果が大きく左右されることもあるのです。

日本では

平成12年5月10日に当時の厚生省はセントジョーンズワートを含有する製品を摂取することにより、薬物代謝酵素が誘導され、インジナビル（抗HIV薬）、ジゴキシン（強心薬）、シクロスポリン（免疫抑制薬）、テオフィリン（気管支拡張薬）、ワルファリン（血液凝固防止薬）、経口避妊薬の効果が減少する可能性があるとして注意を呼びかけました。

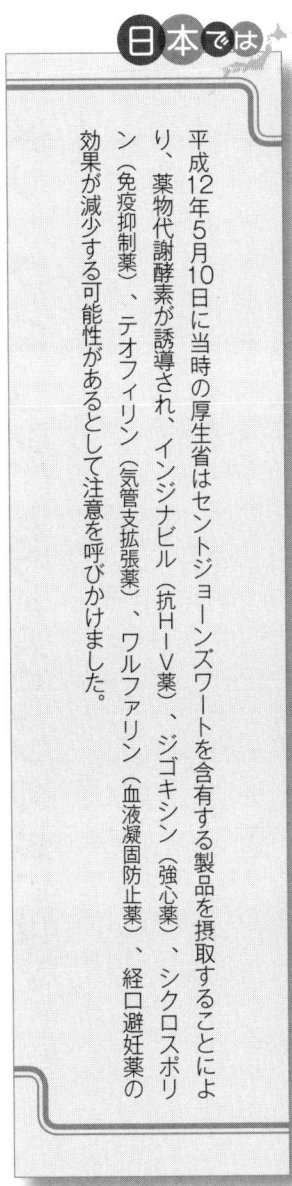

Q ターメリック（ウコン）とクルクミンの違いは？

「ターメリックとクルクミンの違いに混乱しています。たしか、ターメリックではなく、クルクミンを対象に実施された実験で、『クルクミンは料理には使えないが、ターメリックのサプリメントと同じくらいの値段で、クルクミンのサプリメントとして入手できる』という情報を目にしたことがあります。サプリメント利用するなら、ターメリックとクルクミンのどちらをすすめますか？　その理由も教えてください」

Weil's A

ターメリックは調味料としての用途にとどまらず、インドでは古くから殺菌剤、そして、喉頭炎や気管支炎、糖尿病の治療薬としても使われてきました。ターメリックはショウガ科の植物であるウコンの根茎（地下茎）を乾燥させたものであり、カレーやマスタードの黄色は、このターメリックの色ですね。一方、クルクミンは、強い抗酸化性・抗炎症性を有しており、ターメリックに含まれるもっとも強力な有効成分なのです。

集団調査によると、インドの村々に住む高齢者は世界でもっともアルツハイマー病の罹患率が低かったそうです。その理由として、少なからず影響しているであろうと、研究員たちが目をつけたのが、クルクミンの抗炎症作用です（アルツハイマー病は、そもそも脳の炎症として始まる病気であり、インドの人々はほぼ毎食ターメリックを摂っているのです）。しかしながら、現時点において、アルツハイマー病に対する治療としてターメリックが本当に効果的なのか、その裏付けをとった研究を目にしたことはありません。

ほか、ターメリックとクルクミンを対象とした研究からは、以下のような効果が報告されています。

- ターメリックエキスは、膝の骨関節炎に対してNSAIDs（非ステロイド性抗炎症薬）と同等の効果を示した（代替補完医療ジャーナル 2009年8月号）
- 基礎研究の結果、クルクミンは軽度の植物エストロゲンとして機能することが判明。また、がん防御効果もあるようだ。
- 同じく基礎研究の結果、クルクミンは結腸がんのプログラム細胞死を誘発することがわかっている。現在、臨床試験によってクルクミンをいかにして結腸がん治療に有効利用するか、調査が進められている。

- クルクミンは、炎症性腸疾患に伴う消化器官内の微小炎症を抑制する。

私は常々、ターメリックのサプリメント利用を推奨しています。関節炎や腱鞘炎《けんしょうえん》、自己免疫性疾患などの炎症には、クルクミンのみを使うよりも、ターメリック全体をそのまま利用した方が有効だと考えているからです。400〜600ミリグラムのターメリックエキス（タブレットもしくはカプセル）をラベルの指示に従って、1日に3回摂るとよいでしょう。クルクミノイド95％に規格化された商品を選ぶようにしてください。注意して頂きたいのですが、クルクミンもターメリックも、黒コショウもしくはピペリン（黒コショウの刺激成分）と一緒に摂らなければ、しっかり体内に吸収されません。サプリメント購入の際は、黒コショウエキスもしくはピペリン配合のものを選ぶようにしてください（ターメリックを料理に使う場合も、必ず適量の黒コショウを加えること）。ターメリックのサプリメント効果はすぐには表れません。効果が感じられるまで、少なくとも8週間はかかると思ってください。

胆石や胆管の機能異常が見られる場合は、ターメリックの摂取を控えること。妊娠中の使用は、まず医師の許可を得てください。また、長期間にわたって服用し続けたとき、胃のむかつきや胸焼けを起こすことがごくまれにあります。ピペリンには、フェニトイン（ディランチン）、プロプラノロール（インデラル）、テオフィリンなどの薬剤の排泄を遅らせる作用があるということも覚えておきましょう。さらに、クルクミンは乳がん治療における化学療法剤を阻害する可能性があることを実証する根拠も挙がっています。乳がんの治療を受けている場合は、使用の是非を担当の医師としっかり話し合ってください。

もっと知りたい

黒コショウの成分であるピペリンはクルクミンなどの他の成分の消化管からの吸収を高める働きがあります。また黒コショウやピペリンはフェニトイン、プロプラノロール、テオフィリンなど他の薬剤の吸収を高め、排泄を遅らせる働きがあります。なお、ウコンは強力な利胆作用をもつため胆石や胆管の機能異常には禁忌であり、また通経作用や子宮収縮作用があるため妊娠中の使用も控えます。

Q クルクミンはアルツハイマーに効果的？

「アルツハイマー病におけるクルクミンの効果について、最新の研究では、どこまで証明されているのか知りたいです。今なおアルツハイマー治療に有効と考えられているのでしょうか？　症状の予防として、食事に取り入れたほうがいいと思いますか？」

Weil's A

そもそも、クルクミンがアルツハイマー病の予防や治療に効果的であるという話はどこから湧いて出て来たのでしょうか。おそらく、インドの山村に暮らす高齢者は、世界でもっともアルツハイマー病の罹患率が低いという統計調査に端を発しているのでしょう。その理由として、インドの伝統的な食事には、毎食のように多くのターメリック（ウコン）がよく使われているという事実が挙げられています。クルクミンには、強力な抗酸化成分、抗炎症成分が含まれており、これがアルツハイマー病の予防に大きな役割を果たすと考えられているのです（アルツハイマー病は脳の炎症プロセスとして引き起こされる病気です）。関連研究は引き続き行われていますが、アルツハイマー患者に対する補完療法としてのクルクミンに本当に効果があるのか、その根拠は未だ確認できません。しかしながら、ビタミンD_3とクルクミンを同時に摂ることで免疫系が刺激され、アルツハイマー病を特徴づける脳内のアミロイドベータというプラークが一掃されるということがＵＣＬＡ、カリフォルニア大学、リバーサイド、そしてHuman BioMolecular Research Instituteの研究員らによって明らかにされています。この研究は、２００９年7月号のアルツハイマー・ジャーナル（Journal of Alzheimer's Disease）に掲載されたものです。

また、２００９年の神経科学ジャーナル（Journal of Neuroscience）に掲載された研究では、２つのサプリメントに注目しています。すなわち、オメガ3系脂肪酸ＤＨＡ（ドコサヘキサエン酸）を豊富に含んだフィッシュオイルとクルクミンです。研究員らは、アルツハイマー病に対して過敏に反応するように通常の餌と脂肪分の多い餌でそれぞれ育てたネズミを用意しました。中には、フィッシュオイルとクルクミンをそれぞれ単独で与えられたネズミもいれば、同時に与えられたネズミもいます。実験から彼らが導きだしたのは、高脂肪の食事は脳内のアルツハイマー関連化学物質を増加させるということ、そしてフィッシュオイルとクルクミンはその効果に抵抗するということでした。ＤＨＡとクルクミンには、迷路に放ったネズミに出口までの経路を覚えさせる効果があるということもわかりました。

しかし、そう簡単にクルクミンからアルツハイマー治療薬を作ることはできないようです。というのも、体内においては、期待するほど生物学的に機能してくれないのです（バイオアベイラビリティが低い）。実際のところ、クルクミンを摂取しても、血流までたどり着くのは少量であり、血液脳関門を突破するものは、さらに少量となるということがわかっています。研究員らは、「どれだけ多量にクルクミンを摂っても身体に害はない」としながらも、バイオアベイラビリティの問題もあり、アルツハイマー患者にクルクミンの効果があるか否か、未だ研究結果から導くに至っていません。現在行われている研究は、いかにクルクミン成分を修正・再構築して、バイオアベイラビリティ問題を克服するかに焦点が置かれています。この問題さえ解決できれば、アルツハイマー病の予防・治療にクルクミンが役立つのかどうか、明らかになるかもしれないのです。今のところ確かなのは、クルクミンのバイオアベイラビリティを高めるには、黒コショウに含まれる成分であるピペリンと一緒に摂るのがいいということです。

アルツハイマー病に対するクルクミンの研究調査に関連して、補足しておきたいのですが、国立補完代替医療センター（ＮＣＣＡＭ）の報告によると、急性呼吸器系症候群、肝臓がん、閉経後骨粗しょう症などの症状に対するターメリックの効果に関しても調査が進められているようです。覚えておいて欲しいのですが、ターメリックにはクルクミン以外にも様々な成分が含まれているのです。インドに住む人々は、個々の成分ではなく、スパイスそのものを食事として摂っています。料理の多くには、同じように黒コショウも使われているようです。ターメリックには、強力な抗炎症成分が含まれており、さらに、がん予防効果もあるとされています。我々の食事に取り入れない理由はないでしょう。簡単な摂り方としては、ウコン茶が挙げられます。沖縄では、長寿の秘訣として、このウコン茶が古くから飲まれていますね。

もっと知りたい

バイオアベイラビリティ（生物学的利用能）とは投与された薬物（製剤）がどれだけ全身循環血流に到達し、作用するかの指標をいいます。静脈注射の場合はバイオアベイラビリティは100％となりますが、内服の場合は腸管からの吸収のあと肝臓で代謝を受けるためバイオアベイラビリティは低下します。黒コショウに含まれるピペリンはクルクミンなど他の成分の消化管からの吸収を促進し、バイオアベイラビリティを高めることが知られています。

紅茶、それとも緑茶？

「緑茶に対して、紅茶を飲む利点を教えてください」

Weil's A

〝紅茶〟というのはアジアで使われている呼び方で、欧米でいうところの〝Black Tea〟ですね。どちらのお茶も、原料は同じチャノキ（*Camellia sinensis*）であり、葉の加工プロセスが違うだけです。例えば緑茶は、葉を蒸して、揉んでから乾燥させます。このやり方を使うことで、お茶の健康要素として知られる抗酸化成分のポリフェノールがそのまま活かされるのです。紅茶の場合、酸化プロセスを経ることにより、色と風味が変わり、ポリフェノール成分は減少します。ウーロン茶は、色、風味、ポリフェノール含有量の点で、緑茶と紅茶の中間と言えるでしょう。

また、中国のある地方で生産されている〝白茶〟というのも聞いたことがあるでしょう。白茶の加工法は非常に希少なものであり、緑茶より強力な抗酸化作用が残ります。淹れたときの色はうっすらとしており、風味も非常に繊細です。

英国やアイルランドの人々、そして大半のアメリカ人が愛飲しているのは紅茶（Black Tea）であり、その多くはスリランカ（セイロン）やインド産の安い茶葉のブレンドです。西洋人は乾燥茶葉の色を見て〝黒茶〟と呼び、中国人は淹れた後の色を見て〝紅茶〟と呼ぶようになったというわけです。

さらに別の種類のお茶に〝ルイボス茶〟がありますが、これはチャノキではなく、南アフリカに生育する野生のルイボスという植物から作られるお茶であり、根本的に違うものであると言えます。ルイボス（Rooibos）とは、アフリカのスラングで「赤い灌木」という意味のオランダ語に由来しています。アフリカにおけるいくつかの部族は、ルイボス茶を医療目的で使っており、南アフリカの白人の間では、花粉症や喘息、アトピー性皮膚炎などの症状治療に、また胸やけを緩和し、胃潰《かい》瘍《よう》の痛みを鎮め、吐き気を和らげる用途にも使われています。

ルイボス茶は、その製造元や販売元から、新たな健康飲料とうたわれ、消費者の人気を集めています。いわゆる〝お茶〟と違って、カフェインが含まれておらず、タンニン含有量も多くありません。カルシウム、カリウム、鉄、亜鉛、マグネシウムの含有量も非常に少なく、フッ化物の含有量もお茶よりはるかに少ないのです。ルイボスにも抗酸化成分が含まれているため、お茶と同様の健康効果がある程度は期待できる、とする研究もありますが、この説を立証した研究はほとんど実施されていません。お茶の健康利点を調査した臨床研究が1000を超えているのに対し、ルイボスを対象とした研究は17件ほどにすぎないのです。今のところ、ルイボスが緑茶同様に健康に良いとする報告はありません。

ルイボス茶は淹れると赤みを帯びますが、お茶の風味はありません。かすかに甘く、フルーティな風味が特徴的です。この独特な風味が好きで、さらにカフェインフリーの飲み物を求めているのであれば、ルイボス茶を飲むのもいいと思いますが、お茶の持つ健康効果を期待するのであれば、本物の〝お茶〟にこだわって飲み続けた方がいいでしょうね。

もっと知りたい

ルイボスは南アフリカ共和国特産のハーブで、しかも喜望峰にほど近いシェダーバーク山脈の周辺にしか生育しない珍しいハーブです。ルイボスはその飲みやすい風味により、欧州や米国、そしてわが国にも輸出されています。ルイボスはアフリカ大陸の先住民の人々が「不老長寿のお茶」として飲用してきた歴史があり、西洋のコーヒー、東洋の茶、南米のマテのような存在と言えるでしょう。成分としてはルテオリンなどのフラボノイドを含み、生活習慣病やアレルギーの予防に用いられます。

お茶をもっと飲むべき？

「最近、お茶を飲むことで骨密度が高くなるという話を耳にしました。果たして本当なのでしょうか？　一体、お茶がどのようにして骨に働くのですか？」

Weil's A

そうですね。２００２年5月号のArchive of Internal Medicine誌に掲載された中国での研究から、長年お茶を飲み続けている人の骨質は、習慣的にお茶を飲まない人に比べて男女とも密度が高くなるということがわかっています。お茶にまつわる良いニュースはこれだけではありません。ハーバード大学医学大学院による研究では、心臓発作を患っている患者で、習慣的にお茶を飲んでいる人は、他の飲料を飲んでいる人と比べて長生きするのではないか、という結果が報告されています。一週間で14杯以上お茶を飲んでいる人は、お茶を飲まない人と比べて死亡率が44%低かったそうです。ちなみに、一週間のうちに飲んでいるお茶の量が14杯以下の人は、飲まない人と比べて死亡率は28%低かったとのことでした。

30歳以上の中国人男性497人、中国人女性540人を対象に実施された骨密度の研究では、飲んでいるお茶の量のほかにも、年齢や運動量、アルコール摂取量、喫煙習慣、コーヒー摂取量などの生活習慣要素が参加者に質問されたそうです。１０３７名の研究参加者のうち、長年に渡って習慣的にお茶を飲んでいる人は48.8%であり、お茶を習慣的に飲んでいる年数が6~10年の人は、腰椎骨のミネラル密度がとりわけ高く、10年以上習慣的にお茶を飲んでいる人の場合、飲んでいない人と比べ、全身の骨ミネラル密度が高いことを研究チームは確認したそうです。この結果は、飲むお茶の種類（紅茶、緑茶、ウーロン茶）によって差が出ることはないそうですが、ハーブティーの場合、当てはまらないとされています。

研究チームは、具体的にお茶がどのように骨を強化しているのか、そのメカニズムを特定するに至ってはいないようですが、お茶に含まれる高濃度のカフェインやフッ化物、フラボノイド、そしてフィトエストロゲンに注目し、これらが骨に対して何らかの影響を及ぼしているのではないか、と述べています。さらなる情報を期待しましょう。

心臓発作患者におけるお茶の摂取量を調査した研究チームは、お茶に含まれるフラボノイドが防御機能をもたらすということを特定しています。フラボノイドは、強力な抗酸化力を持ち、過去の研究で心臓病に対する抵抗力を示したこともあるリンゴやブロッコリーにも含まれています。

皆さんもご存じかと思いますが、私は大の緑茶好きです。緑茶は心臓病やがんを予防することがこれまでの研究によって示されていましたが、今回紹介した2研究により、どんなタイプのお茶でも健康に有益であるということがわかりました。

もっと知りたい

カテキンが骨を丈夫にするという報告はありますがお茶の効果はカテキンのみならず多様な成分の複合的な効果によるものと考えられます。最近では骨と免疫系が、サイトカインやシグナル伝達分子を介してネットワークしていることが明らかになり、骨免疫学 osteoimmunology という領域に注目が集まっています。したがって単一成分よりもシステム全体に働きかけるお茶のような多成分系の飲料が適していると言えるでしょう。骨は単に体を支えるものではなく、生体防御機能の重要な一翼を担っているようです。

緑茶が抗生物質の効果を高める？

「緑茶には抗生物質の効果を高める作用があると聞きました。本当ですか？」

Weil's A

最近エジプトで実施された実験から、緑茶を飲むと、抗生物質の効果が高まり、それどころか、耐性菌やスーパーバグ（従来の薬剤が効かない耐性菌）にも対抗することができる、とする説が挙がりました。研究チームの報告では、彼らは緑茶と抗生物質の組み合わせを28種類の細菌に対してテストしたところ、薬剤の効果が緑茶によって増大したということです。効果が3倍にもなったものもあるといいます。さらに、緑茶は耐性菌の20％をセファロスポリンに対して反応しやすくするということも報告されています。もし、この研究結果同様に、緑茶が効果を発揮するのであれば、現在問題となっている耐性菌への対策に大きく貢献することになるでしょう。

研究チームの弁によると、エジプトでは緑茶が広く消費されていることから、緑茶が抗生物質にどのような影響を及ぼすのかを把握することが、この研究のそもそもの目的だったそうです。果たして、緑茶は抗生物質の効果を阻害するのか、それとも高めるのか、もしくは何の影響も及ぼさないのか。あらゆる症例、そしてほとんど全ての抗生物質で調査したところ、緑茶には抗生物質の効果を高め、さらに耐性菌の抵抗力を減少させるということを突き止めたのでした。ある症例では、濃度の低い緑茶でもその効力を発揮したそうです。研究チームはこの結果を２００８年3月31日に開催された第32回 Society of Microbiology 会議にて報告しています。

緑茶の持つ抗菌効果を実証した研究はこれが最初ではありません。２００６年、米国農務省が、緑茶に含まれる抗酸化成分である11種のカテキンと、4種の緑茶エキスの、セレウス菌（パンや肉、乳製品、米、ソース、スープ、一部の野菜などに混入する食品由来病原性細菌）に対する影響を報告しています。調査の結果、3種のカテキンが少量で卓越した除菌効果を示し、テトラサイクリンやバンコマイシンなどの抗生物質ではより活性的に働くことがわかったそうです。この研究は２００６年2月号の Journal of Food Protection 誌に掲載されています。

エジプトの研究チームは、マジョラムやタイムなど料理に使われるハーブにも耐性菌に影響を及ぼす物質が含まれているのかどうかを実験する計画を練っているそうです。新情報があれば、私からも追って報告させていただきます。

もっと知りたい

わが国の伝統的な香辛料である山椒についても同様の効果が報告されています。山椒に含まれるカテキンやプロアントシアニジンはＭＲＳＡ（メチシリン耐性黄色ブドウ球菌）の抗生物質に対する耐性を強力に抑制しました。また山椒に含まれるポリフェノールや辛味成分以外のゲラニオールなどの精油成分にも同様の効果が報告されています。こうした事実は、抗生物質と植物化学（フィトケミカル）成分を併用することによって抗生物質の使用量を減らしたり、新たな耐性菌の発現を防ぐ可能性を示唆するものと言えるでしょう。

緑茶に含まれる物質に減量効果？

「ＥＧＣＧとは一体何なのでしょうか？　あるビタミン剤の会社が、テレビ番組でしきりに減量効果があると宣伝しています。自社製品である抗酸化食品に含まれているそうですが…」

Weil's A

ＥＧＣＧというのは、没食子酸エピガロカテキン（epigallocatechin-3-gallate）のことですね。お茶に含まれる主要抗酸化物質であり、ビタミンＣの100倍は強力であると言われ、白茶や紅茶よりも、緑茶に多く含まれています。

緑茶には抗がん効果が確認されていますが、その抗がん効果はＥＧＣＧによるものと思われます。それだけにとどまらず、酸化ダメージから心臓や動脈を守り、皮膚に塗布すれば紫外線から肌を保護して、前がん状態の皮膚変化を回復させる効果もあるようなのです。1日に4杯ほどの緑茶が、ＥＧＣＧの理想的な摂取量です。

その他のメリットとして、ＥＧＣＧは、ホルモンと神経伝達物質ノルアドレナリンの分解を防ぐ作用があります。つまり、カロリー（おもに脂肪）の燃焼へとつながるわけです。このような代謝作用があるにもかかわらず、ＥＧＣＧに減量を促進する作用があることを示す良質な根拠を私は知りません。シカゴ大学による研究で、ラットにＥＧＣＧを注射したところ、食欲が最大60％減退したということがわかっていますが、ＥＧＣＧを口から投与したところ、食欲の増減に変化はなかったそうです。長期的な服用を続ければ、注射による投与と同様の食欲減退効果が得られるのではないか、と研究を実施した調査員は推測していますが、動物実験と同様の結果を引き出すには、ヒトの場合、定期的に緑茶を飲み続けなくてはならないそうです。さらに言えば、ＥＧＣＧ注射はラットにホルモン変化をもたらしたことも報告されており、人体に投与した場合の悪影響も懸念されます。

さらに最近では、２０１０年にＥＧＣＧの減量効果の15研究のレビューが実施されています。結果、ＥＧＣＧをカフェインと併用して摂取した場合、統計学的に信憑性のある減量効果が確認されたものの、減量率は「それほど大きくない（modest at best）」ものであり、期待されたほど効果はないということでした。しかも、ＥＧＣＧ単独の場合で、減量効果は確認されなかったとのことです。

２０１４年４月14日付の British Journal of Clinical Nutrition に掲載された二重盲検プラセボ対照研究では、82名の月経期前の肥満女性グループに300ミリグラムのＥＧＣＧまたはプラセボのいずれかを摂ってもらったところ、ＥＧＣＧに減量効果はないと結論つけられています。

単純に、緑茶を飲んで減量に成功した多くの方は、食生活における炭酸水やその他の不健康な飲料からお茶に切り替えたことがその成功の理由なのかもしれません。いずれにしろ、このような研究結果も出ていることですし、私はＥＧＣＧに減量効果を期待することはありませんね。効果が実証されている緑茶の効果をお試しになったほうがいいでしょう。

参考
J. Mielgo-Ayuso, I Labayen et al, "Effects of dietary supplementation with epigallocatechin-3-gallate on weight loss, energy homeostasis, cardiometabolic risk factors and liver function in obese women: randomised, double-blind, placebo-controlled clinical trial." British Journal of Clinical Nutrition, April 14, 2014 doi: 10.1017/S0007114513003784

もっと知りたい

緑茶カテキンのダイエット効果を示す報告もあるにはあるようですが、私も緑茶をダイエット目的で飲むことには反対です。わが国に茶を伝えた栄西はその著「喫茶養生記」に茶の効用について「茶は養生の仙薬であり人の寿命を延ばす妙術である。」と記しています。このような文化的な飲み物を単なる「ダイエットドリンク」にしてしまうのは愚の骨頂と言えるでしょう。またＥＧＣＧの機能を強化しようとしてＥＧＣＧを自然の濃度の何倍も緑茶に加えるのは重大な健康被害をもたらすリスクがあります。

Q

お茶（緑茶・紅茶）は血液に悪影響？

「最近、友達と赤十字に献血しに行ったのですが、その時、お茶の飲みすぎは血中へモグロビン値の低下をもたらすと言われました。私たちは皆、臨床検査技師なのですが、そんなことは習った覚えがありません。果たして本当なのでしょうか？ もし本当なら、そのメカニズムを教えてください」

Weil's A

はじめに、もっと多くの人が、あなたがたのようにすすんで献血してくれることを切に願っています。現在のアメリカで、献血する人は100人中、たったの5人だそうです。

ご存知の通り、献血しに出向くと、ヘモグロビン（赤血球内にある鉄分を含んだタンパク質。酸素を運搬する）値、またはヘマトクリット値（全血液中における赤血球量）がテストされますよね。あなたの聞いた通り、お茶の飲みすぎはヘモグロビン値の低下につながります。犯人は、お茶に含まれているタンニンという物質です。タンニンは自然に生成するポリフェノール（抗酸化成分）であり、お茶をあまりに長く淹れているときに発生する渋みの原因でもあります。

タンニンがヘモグロビン値を下げるのは、鉄分の吸収を抑えてしまうからです。しかし、鉄分の吸収におけるタンニンの作用は、野菜や穀物に含まれる非ヘム鉄に限定されるものであり、肉や魚、家禽類に含まれるヘム鉄がその影響を受けることはありません。あなたがお茶を多量に飲むベジタリアンでないのであれば、鉄分吸収が妨げられたり、ヘモグロビン量が減ったりする可能性は低いでしょう。

また、鉄分の吸収に影響を及ぼす食品はお茶（緑茶・紅茶）だけではありません。その他のカフェイン入り飲料や卵、ミルク、ブランなども吸収を阻害します。逆に、鉄分の吸収を促進するものとしては、オレンジジュースや、その他ビタミンC豊富な食品、または味噌やヨーグルト、ザワークラウトなどの発酵食品が挙げられるでしょう。鉄分を多く含む食品には、赤身肉や豆類、ヒエ、緑の濃い野菜、糖蜜、ドライアプリコット、ドライピーチ、カボチャ、ヒマワリの種、ピスタチオ、クルミ、アーモンド、ホタテ、アサリ、牡蠣、大豆などがあります。

もっと知りたい

タンニンと鉄が反応するとタンニン鉄が生成し、鉄の吸収を妨げます。また植物性食品に含まれる非ヘム鉄は動物性食品に含まれるヘム鉄よりも吸収しにくいことが知られています。貧血では生体防御機能によって非ヘム鉄の吸収が高まりますが、非ヘム鉄の吸収を高めるにはタンパク質やビタミンCと一緒に摂ると良いでしょう。なお、わが国ではあまり知られていませんが鉄の過剰摂取は体内で酸化促進剤として作用し組織や器官に炎症をもたらすので注意が必要です。

妊娠中に緑茶を飲むのはやめるべき?

「私は一日に約1リットルほど緑茶を飲んでいます。妊娠や出産に備えるならば、緑茶を飲むのをやめたほうがいいのでしょうか?」

Weil's A

ご存じと思いますが、緑茶には様々な効能があります。緑茶に含まれるポリフェノールは、コレステロール値を抑え、脂質代謝を促すことで心臓を守り、フリーラジカルを除去して、がんのリスクを低下してくれるのです。私が知る限り、妊娠期や出産に際して緑茶を控えるべきであるという根拠を示した研究は実施されていません。

しかし、私が気がかりなのは、あなたが毎日飲まれているという約1リットル分の緑茶に含まれるカフェインの量です。カフェインの摂取量と受胎遅延を関係づける研究は未だに実施されていないようですが、1日に8杯以上ものコーヒーを飲む喫煙者の場合、受胎遅延が危惧されると報告した研究が過去に発表されています。研究グループは、毎日5杯以上コーヒーを飲んでいる場合、流産の危険性が2倍となるということを明らかにしています。コーヒー1杯半から2杯には、だいたい200ミリグラムのカフェインが含まれており、お茶2杯にはその半分の量のカフェインが含まれているのです。

緑茶、または他の飲料から毎日200ミリグラムのカフェインを摂取することで、流産のリスクが高まることになるのか、まだ根拠は挙げられていません。緑茶1杯に含まれるカフェイン量は、コーヒー1杯に含まれるカフェイン量のおよそ半分にすぎませんが、淹れたての緑茶には、淹れたてのコーヒーとほぼ同量のカフェイン（約110ミリグラム）が含まれていることがあります。自分のカフェイン摂取量を計算する際には、例えばソフトドリンクなど、お茶やコーヒー以外のカフェイン源も忘れてはいけません。

幸運なことに、子供の先天異常や低出産体重、運動能力の成長や知性とカフェイン摂取量の関係性を示した研究は未だ発表されていません。しかしながら、摂取したカフェインはあなたの母乳にも含まれることになるため、子供を母乳で育てたいと考えている場合は、自身の緑茶の摂取量に特に注意し、摂取量は1日300ミリグラム以下に抑えたほうがいいでしょう。

もっと知りたい

カフェインは胎盤通過性があり、妊娠中の母親から胎児に容易に移行します。また母親がカフェイン飲料を飲んだときにそのカフェインが母乳を介して乳児に移行することも確認されています。その際に乳児は大人に比べてカフェインを代謝する能力が低いので注意が必要です。なお、お茶やコーヒー以外のカフェイン源にはコーラなどのソフトドリンクやチョコレートなどのお菓子、それに忘れがちなのが感冒薬や鎮痛薬、栄養ドリンクなどの医薬品です。

Q 妊娠中にショウガ（ジンジャー）を摂るのは避けるべき？

「私は骨関節炎のケアとしてショウガを摂り続けています。私はいま41歳なのですが、最近、妊娠していることがわかりました。実は、去年妊娠したときに早期流産を経験しています。最近、妊娠中のショウガの摂取は1〜5グラムに抑えた方が安全であるという記事を読んだのですが（私は確実にそれより多く摂っています）、妊娠中でも問題ない関節の痛みや炎症の自然なマネジメント方法はないのでしょうか？」

Weil's A

ショウガ（ジンジャー）は自然の抗炎症剤として働くことで知られ、関節炎や滑液包炎の痛みの緩和に利用することができます。乗り物酔いや吐き気、胸部うっ血のケアとしてもおすすめです。同様に、つわりにも効果的なのですが、妊娠中の使用に際しては、注意が必要です。この質問に関して、アリゾナ統合医療センターのフェローシップ・ディレクターであり、植物医療の権威であるティラオナ・ロードッグ博士にお話を伺いました。つわりによる吐き気に対して一日にドライジンジャー1000～1500ミリグラムを2回から4回に分けて被験者に摂ってもらったという実験について、お話しいただいたのですが、やはり、妊娠中、とりわけ初期段階において、あまり多量のショウガを摂らないほうがいいとのことでした。

ロードッグ博士によると、市場に出回っているショウガ製品は高濃度で凝縮されたショウガエキスだそうです。こういった製品は、ラベルには〝250ミリグラム〟と書かれていますが、それはあくまでも250ミリグラムのエキスが含まれているという意味であり、ドライジンジャーなら、2500ミリグラム～5000ミリグラムに相当することになります。ロードッグ博士は、もし妊娠中も関節炎ケアとしてショウガを摂り続けたいのなら、臨床試験で証明されている安全量を順守することを心がけるようアドバイスされています。ドライジンジャーだけを使ったドライジンジャー粉末やカプセルの購入がおすすめだそうです。

妊娠中に関節炎の痛みをケアする効果的な方法としては、鍼灸や催眠療法、そして私の抗炎症ダイエットをおすすめしたいと思います。

もっと知りたい

ショウガは抗炎症作用をもつと共に吐気や悪心《おしん》を防ぐ作用があります。そのため妊娠中のつわりや乗物酔い、術後の悪心にもよく用いられます。妊娠中にはあまり大量に用いるべきではないという意見があり、欧州のモノグラフであるESCOPモノグラフ2009では妊娠中の悪心や嘔吐に対しては「医師の監督下で1日75ミリグラム～2グラムを分割して1～5日間与える」とされています。なお、料理の食材としてショウガを用いる場合はこの限りではありません。

ペパーミントは妊娠中でも安全？

「妊娠中にペパーミントを使用しても大丈夫なのでしょうか？　使うべきだという意見と、使うべきではないという意見、両方耳にするのですが。」

Weil's A

ペパーミントは、消化不良や吐き気の症状を鎮め、過敏性腸症候群や憩室炎、慢性の腸疾患の治療に使われるハーブです。妊娠中に摂ってはいけない理由を私は知りません。ペパーミントは、つわりに効果的だと、多くの利用者が報告しています。

念のため、植物医療のエキスパート、ロードッグ博士に確認してみたところ、妊娠中の女性がつわりや胃のむかつきを抑えるためにペパーミントティーを飲んではいけない理由はどこにもなく、

1日に2~3杯なら全く問題ないということでした。しかしながら、ペパーミントは、多くの女性が妊娠後期に経験する、胸やけを悪化させてしまう恐れもある、ということも博士は付け加えています。ペパーミントティーを購入する際は、純度100%のミント葉を使ったものをお求めください。また、お茶を淹れるときには、ペパーミントのティーバッグにカップ一杯分の熱湯を注いだら、3~5分ほど静かに抽出するといいそうです。ペパーミントは大人には無害ですが、赤ん坊や幼児には決して与えないでください。この年齢層には、ミント葉に含まれるメンソールが窒息感を与えることがあります。

妊娠しているかどうかにかかわらず、ペパーミントは胃食道逆流症(GERD)を悪化させてしまうことがあり、さらに胆汁の分泌を促進して、胆のう症状を悪化させるかもしれません。しかし、ペパーミントオイルの腸溶性カプセル剤なら、過敏性腸症候群のケアに使用できるでしょう。腸溶性カプセルは胃酸の攻撃に抵抗して、無事に腸まで届き、内容物をリリースすることができるのです。

想像できないかもしれませんが、ペパーミントをガーリックと併用すると、かなり強力かつ効果的な消化器系症状用の自然薬になります。もちろん、身体には無害です。

もっと知りたい

妊娠中のつわりや悪心にはショウガと並んでペパーミントがよく用いられます。ペパーミントの場合はティーとしてはもちろんのことメントールの香りを嗅ぐだけでも気分をリフレッシュすることができます。なお本文で「窒息感を与える」とあるのはミント葉に含まれる精油成分のメントールを勢い良く吸い込むと、気道の平滑筋が痙れんするリスクがあるためです。また腸溶性カプセルとは胃の中では溶けず、小腸に到達してから溶けて内容成分が吸収するように設計されたカプセルです。

赤トウガラシにはダイエット効果がある？

「最近、赤トウガラシがダイエットに役立つという話を耳にしました。にわかには信じられないのですが…本当なのでしょうか？」

Weil's A

数グラムの体重を落としたいというときに、赤トウガラシに頼って減量なんてことを私はしませんが、実際に最近の研究では、トウガラシに含まれているカプサイシンという物質に食欲をコントロールして、体内のカロリー燃焼率を高める効果があることを確認しています。カプサイシンは、トウガラシの〝熱〟つまり、辛み成分ですね。

パデュー大学によるカプサイシン研究では、毎回の食事に加えることのできるちょうどいい分量である小さじ1／2（約1グラム）のトウガラシに焦点を当てています。小研究のため、肥満体ではない25名の被験者が集められ、そのうち13名が辛いものが好きだと答え、12名があまり好きではないということでした。前者には1.8グラム、後者の被験者には0.3グラムのトウガラシを食事にふりかけて食べてもらったところ、研究員たちはトウガラシ摂取によって被験者の体温が上昇し、カロリー燃焼量も増えたことに気づきました。

また、辛いものが嫌い、もしくはあまり食べることがない人は、とりわけ脂っこいものや塩辛いもの、甘いもの対しての食欲が減退していたことも報告されています。一方、辛いものが好きな被験者には、そういった食欲の変化は見られなかったとのことです。研究者は、トウガラシを日常的に摂取していると、食欲減退効果は失われるのではないか、としています。とにかく、食欲減退効果とカロリー燃焼はどのくらい続くのか、そして、どのように食生活を変えれば、その効果が強化されるのか、などなどの疑問を解決するさらなる研究が必要でしょう。

これより以前にトウガラシ研究調査が実施されたときには、食べ物に直接トウガラシをふりかけるのではなく、カプセル状のものが使用されていました。パデュー大学の研究で確認された結果についいて触れられていないのは、このためでしょう。スパイスの味、そして全体的な強い感覚が体温やカロリー燃焼、そして食欲に与える影響を最大化しているのだろうと考えられます。

トウガラシを食事に加えるだけでは、減量を成功させるほどの影響を期待することはできませんが、運動や健康的な食生活を組み合わせることで、減量をサポートしてくれるだろう、と研究員はコメントしています。研究結果からも明らかなように、辛いものをまず嫌いになることから始めれば、トウガラシ・ダイエットの効果はより期待できるようになるかもしれません。

もっと知りたい

赤トウガラシを食べると体が熱くなったり汗をかいたりした経験はどなたにもあるでしょう。赤トウガラシの辛味成分であるカプサイシンは交感神経系を亢進させるためアドレナリンの分泌を促します。その結果、エネルギー代謝が高まってダイエット効果が得られるのです。マテ茶に含まれるカフェインやグレープフルーツの香りも交感神経系を亢進させて同様の効果をもたらします。

痛みに効くカプサイシンの力とは？

「皮膚の下から来るような痛みに悩まされています。アレルギー専門医や皮膚科医に診てもらっても、何の診断も下されませんでした。薬局からはカプサイシンを使うようすすめられたのですが、果たして効果はあるのでしょうか？」

Weil's A

カプサイシンはトウガラシに含まれる天然の成分（辛みの素）であり、効果的な局所麻酔として使用することができます。また、（メカニズムは解明されていないものの）コレステロール値を低下させる効果もあるので、心臓や血管のケアにも使えそうです。

局所的なカプサイシン利用は、神経繊維や皮膚に影響する帯状疱疹の合併症、ヘルペス後神経痛のケアとして、しばしばすすめられます。症状が表れるのは、疱疹が生じた部分であり、鋭痛や鈍痛、燃えるようなズキズキした痛みに襲われることもあり、患部は接触や温度変化に対して極端に過敏化することになります。痛みや麻痺が生じることもあるでしょう。また、カプサイシンは筋肉痛や捻挫、関節リウマチなどの痛覚緩和にも利用することができます。ローションやクリーム、軟膏、または液体など、さまざまな形態のものを皮膚に塗布することが可能です。これらの中には、市販されているものもありますし、処方されることもあるでしょう。カプサイシンは、脳へ痛覚信号を送る神経伝達物質である、サブスタンスPを枯渇させることによって、その効果をもたらします。1日に3回ほど、患部に擦り込むようにして、使用してください。

しかし、あなたのケースにカプサイシンが効果的に働くかどうか、私にもわかりません。お試しになる前に内科医の診察をしっかり受けて、感じている痛みが、何らかの疾患の徴候でないということを明らかにした方がいいと思います。もし、医療的処置が必要ではないものと判明したら、カプサイシンの外用をお試しください。また、針灸師や催眠療法士に助けを求めることも考えてみるべきかもしれません。

もっと知りたい

トウガラシの辛味成分であるカプサイシンは痛覚の神経伝達物質であるサブスタンスPを枯渇させることで鎮痛作用をもたらします。あまり知られていないのですが、トウガラシは局方に収載されていて消化器系の機能障害の他に鎮痛を目的にも用いられます。サブスタンスPは嚥下機能にも関係しているため、トウガラシのカプサイシンを用いて嚥下反射機能を改善する方法も試みられています。

Q イブプロフェンの代わりに炎症を鎮めるくれるハーブって？

「イブプロフェンの変わりとなる抗炎症ハーブなどあるのでしょうか？」

Weil's A

はい。素晴らしい抗炎症成分を秘めたハーブはたくさんありますよ。そのなかでも特に重要なものをご紹介しましょう。

• **ターメリック（ウコン）**：カレーやマスタードに黄色を提供している独特の風味を持ったハーブが、このターメリックです。関節炎や腱鞘炎、自己免疫性疾患などの炎症に対して、私はよくすすめています。400～600ミリグラムのターメリックエキス（タブレットもしくはカプセル）をラベルの指示に従って、1日に3回摂るとよいでしょう。ターメリックの主要成分であるクルクミンのみを使うよりも、ターメリック全体をそのまま利用した方が効果は期待できると思います。クルクミノイド95％の商品を選ぶようにしてください。ターメリックのサプリメント効果はすぐには表れません。効果が感じられるまで、少なくとも2ヶ月はかかると思ってください。胆石や胆管の機能異常が見られる場合は、ターメリックの摂取を控えること。妊娠中の使用は、まず医師の許可を得てください。また、長期間にわたって服用し続けたとき、胃のむかつきや胸焼けを起こすことがごくまれにあります。

- **ショウガ**（ジンジャー）：乾燥ジンジャー粉末も抗炎症成分を含んでいます。カプセル1～2錠（500～1000㎎）を1日2回、食事とともに摂ってください。ターメリックと同様、効果が表れるまで最低2ヶ月は見てください。
- **ボスウェリン**：アーユルヴェーダで使われるボスウェリアというハーブのエキスで、カプセル形式でも入手できます。線維筋痛症などの一般的な炎症の治療に効果が見込めるでしょう。製品のラベルに特別な指示がなければ、2日で2錠を摂ってください。

これらのハーブを組み合わせて使っても構いません。

ハーブに加えて、栄養面からアプローチして、炎症を軽減することもできます。あなたが普段摂っている食事に含まれている、ある種の脂質が、体内におけるプロスタグランジン（炎症をコントロールするホルモン群）の形成プロセスに影響を与えているということをご存知でしょうか。プロスタグランジンの中には、炎症反応を激化させるものもあれば、軽減するものもあります。身体の炎症を軽減させるためには、多価不飽和の植物油やマーガリン、ベジタブルショートニング、すべての部分水素添加油、そしてトランス脂肪酸を含むすべての食品を避けるといいでしょう（食品のラベルなどをチェックして、これらの油脂が含まれていないか確かめてください）。代わりに、エクストラバージンオリーブオイルをメインの油として使うようにして、さらに、油分の多い冷水魚や亜麻仁（フラックスシード）（油）、くるみなど、オメガ3系脂肪酸を多く含むものをたべるといいでしょう。

もっと知りたい

トランス脂肪酸はショートニングやマーガリンを製造する過程で生成する物質で、特に心・血管系の慢性炎症や心疾患との関連が指摘されています。日常的に摂取を控えることが大切です。

食品100グラム中のトランス脂肪酸の含有量
（単位はグラム、食品安全委員会調べ）

食品	平均	最大	最小
ショートニング	13.6	31.2	1.15
マーガリン	7	13.5	0.36
クリーム	3.02	12.5	0.01
バター	1.95	2.21	1.71
ビスケット	1.8	7.28	0.04
マヨネーズ	1.24	1.65	0.49

Q 使用するごとにハーブの効果は低下していく？

「いわゆる〝外来物質〟（体内で作られることのない物質）は、6～12ヶ月ほど定期的に摂り続けると、その効果を失っていく、という話を目にしました。これは全てのハーブに当てはまることなのでしょうか？」

Weil's A

はい、その通り。大抵のハーブはあまりに頻繁に摂りすぎていると、その効果を失うことになります。ハーブは無闇に摂るべきではなく、本当に必要なときが来るまでセーブしておかねばならないのはこのためです。メディカルハーブというのは、言ってみれば希釈した自然薬であり、食物や栄養サプリメントとは根本的に違います。この理由から、実はハーブ製剤というのは、市販の薬剤と同じように、気軽に摂っていいようなものではありません。ましてや理由もなく摂るなどもってのほかです。ハーブを使用するときに覚えておかなければならないのは、反応には個人差があるということ。だからこそ、自分の経験に基づいて、確実な結果をもたらすハーブとブランドだけを選択していくのが最良といえます。

「とりわけ必要な理由がなければ使ってはならない」という基本ルールにおける例外を挙げるならば、治癒系を強化・刺激するジンセン（朝鮮人参）や、免疫系を補強するキノコ類など、滋養強壮効果のあるハーブやアダプトゲン（肉体的・精神的ストレスに対する抵抗力を高めるもの）がありますね。私も、循環器系の機能を調整し、炎症の軽減、またはがんリスクを低下させる目的で、ガーリックやジンジャー、ターメリックなどのハーブを使ったり、人にすすめたりすることがあります。

ジンセンは、トチバニンジン属に分類される数種類のハーブを指しているのですが、トチバニンジンを表す〝*Panax*〟という言葉は、万能薬を意味する〝Panacea〟と同じ語源です。朝鮮人参は定期的に摂ることで、気力、バイタリティ、精力の増強を図ることができ、さらに皮膚や筋肉のコンディション改善にも効果的、ストレスへの抵抗力を高めます。私も、慢性疾患の患者さんや、身体がひどく衰弱してバイタリティが著しく低下している患者さんに対して、よくジンセンを処方しています。とくにアメリカ人参がいいですね。

キノコ類もよく使います。例えば、運動パフォーマンスを向上させ、エネルギーを補強する強壮効果がある冬虫夏草、そして感染症やがんに対する抵抗力を高める霊芝《レイシ》や椎茸《シイタケ》、舞茸《マイタケ》などですね。臨床試験によると、複数の種類のキノコを同時に摂った方が、よりよい結果が期待できるそうです。

滋養強壮効果をお試しになりたければ、少なくとも2ヶ月ほど摂り続けてみて、効果の有無を実感してみるといいでしょう。もしかすると、健康状態がみるみる回復し、さらなるエネルギーの高まりを感じさせてくれるような、卓越した効果を実感できるキノコが見つかるかもしれません。もしくは、強壮作用によって、あなたの身体的・感情的なストレスに対する反応が強化され、さらに病気にかかりにくくなるといった効果につながることもあるでしょう。

もっと知りたい

アダプトゲンとは「適応素」と訳されますが、ストレスに対する適応力を向上させ、しかも長期にわたって継続使用が可能なハーブをアダプトゲンハーブと呼んでいます。アダプトゲンハーブの例としては朝鮮人参やアメリカ人参、エゾウコギ（シベリア人参）が知られています。朝鮮人参とアメリカ人参は根を使用しますが、エゾウコギは根の他に地上部も使用します。キノコ類に含まれるβ－グルカンには免疫賦活作用が報告されています。

Q 子供にハーブを与えても大丈夫?

「子どもにも安心して与えられる安全なハーブはありますか? エキナセアやカヴァは肝臓に悪いという話を聞いたのですが」

Weil's A

カヴァに関して言えば、私も子供に与えたくないですね。不安やストレスを軽減する効果があるハーブとして使用されているカヴァ(Kava Kava)ですが、実際の被害が及んだ例はそれほど多くないものの、肝臓に対して有毒であるという報告がヨーロッパから多数伝えられています。カヴァを含んだ栄養サプリメントが果たしてアメリカ国民の公衆衛生に影響するのか否か、現在、FDA(アメリカ食品医薬品局)が調査中です。カヴァが肝臓に対して本当に有毒なのか、まだはっきり証明されたわけではありませんが、4週間以上に渡って毎日のように服用したりしないこと、そして肝臓に問題がある方、もしくは肝臓疾患（肝炎など）の既往歴がある方は使用を控えた方がいいでしょう。

エキナセアに関して言うならば、肝臓に悪いなどと考える理由はありませんよ。私の同僚、小児科医であり「健康なこども、ありのままのこども：こどもの健康のための従来医療と代替医療の統合」の共著者でもあるラッセル・グリーンフィールド先生に伺ったところ、以下の点を注意しさえすれば、子供にエキナセアを与えても問題ないそうです。

- 使用を短期間にとどめること。長くても3〜7日まで。
- 2〜6歳の子供には成人の服用量の1／4、6〜12歳の子供には成人の服用量の1／2を与えること。
- チンキ剤を使用する場合は、アルコールが入っているということを心得ておくこと（肝臓に悪いとされる理由かもしれません）。とはいえ、含まれているのはごく少量であり、健康を害する可能性はほとんどないでしょう。

常識的なルールとして、私は子供に対して定期的にハーブサプリメントを与えるようなことはしません。娘が体調を崩したときには、エキナセアを与えるでしょうが、そういう時を除けば、定期的にハーブを与えたりはしませんね。

もっと知りたい

カヴァはフィジーやバヌアツなど南太平洋の島々に伝わる伝統的な社交飲料です。そのカヴァを原料としたサプリメントが米国やカナダで肝障害などの副作用を起こした原因は、どうやら製造方法にあったようです。現地ではカヴァの根を水抽出して飲用しますが、サプリメントでは地上部を使ったり、メタノールやアセトンを使って抽出していました。抽出部位や抽出方法が異なれば、抽出される成分も変わってくるので毒性が生じる可能性があります。ハーブを安全に用いるには現地の人々の伝統的な知恵に学ぶ姿勢が大切です。

ハーブを使ったアレルギー対処法？

「〝ビーミンガンワン〟について教えてください。私のアレルギー症状に効果があると聞いたことがあるのですが」

Weil's A

ビーミンガンワン（鼻敏感丸）は単独のハーブの名前ではなく、漢方でアレルギー治療に使われる処方名で、マグノリアの花、コウホンの根、アンジェリカの根、リコリスの根などが使われています。私は自分で試したことがないのですが、アリゾナ統合医療センターの医療ディレクターであり、アレルギー専門医でもあるランディー・ホーウィッツ博士によると、アレルギー性鼻炎（花粉症）を患った何人かの患者が漢方医から処方されたビーミンガンワンを試したところ、症状の軽減に大いに役立ったとの報告があったそうです。これは、使わない理由がありませんね。

一般的に、ビーミンガンワンは多くの患者に受け入れられていますが、アレルギー性鼻炎の治療としては、ケラ茶やネトル、クエルセチンに加え、生理食塩水による鼻洗浄を併用するのがベストだとホーウィッツ博士はおっしゃっています。

さらに、博士の話によると、このビーミンガンワンとは別の漢方で、喘息治療に効果があるとされる処方箋が、ニューヨークのマウントサイナイ医科大学におけるＦＤＡ認可済の臨床試験の対象となっているそうです。その処方箋というのは、数種類のハーブから抽出したエキスのミックスで、内訳は次の通り：霊芝20グラム、苦参９グラム、甘草３グラム
苦参はクララまたはイエローマウンテンローレルの根、そして甘草はリコリスの仲間であるウラルカンゾウの根から作られる漢方です。

ホーウィッツ博士は、処方箋にも配合されているリコリスを喘息患者によくすすめているともおっしゃっています。

もっと知りたい

ケラ（アンミ）*Ammi visnaga* はセリ科のハーブでアレルギー症状の改善に用いられますが、わが国では流通していません。ネトルは血液浄化ハーブとして知られ、花粉症やアレルギー性鼻炎、関節リウマチなどのアレルギー性疾患に用いられます。ネトルに含まれるフラボノイドのクエルセチンはフラボノイドの中でも抗酸化作用が強く、また肥満細胞からのヒスタミンの遊離を抑制します。さらにクエルセチンは毛細血管の透過性の亢進を抑制し、シクロオキシゲナーゼやリポキシゲナーゼの働きを阻害します。クエルセチンはこのような多様なメカニズムでアレルギー症状を改善します。

Q ティーツリー精油で白癬を治療？

「授乳期にティーツリー精油を使っても安全なのでしょうか？　白癬の治療として、使ってみたいと考えています」

Weil's A

ティーツリー精油は、オーストラリアのニューサウスウェールズ原産のフトモモ科メラルーカ属の植物、ティーツリーから抽出される精油です。アボリジニは、風邪を引いたらこの葉を噛み、日常的な疾患の際には、お茶を淹れて飲んでいたといいます。ティーツリー精油は天然の殺菌剤であり、ホームレメディとして非常に有用なのです。精油はクリアで黄色く、ユーカリに似た強い芳香を放っています。

ティーツリー精油は、白癬をはじめとする、さまざまな皮膚や爪の真菌感染（水虫、いんきんたむし）治療に非常に効果的です。１日に2、3回、精油を患部に塗布するだけでＯＫ。原液のままを塗布すれば、腫れものや、その他の局所的な細菌感染症の治療にも使えます。10％溶液（大さじ1.5杯をカップ1杯のぬるま湯に入れたもの）を使って患部をすすぐだけで、効果を期待できるでしょう。同様の溶液は、カンジダ症やトリコモナス感染治療の一環としての膣圧注にも使用できますが、患者がひりひりとした痛みを訴えることがあるかもしれません。

ティーツリー精油があれば、化学薬品を使わずして、キッチン周りや浴室のカビを退治することもできるのです。お酢もしくは水の溶液に、この抗菌性抜群の精油を加えてお試しください。カウンタートップやタイルには、バケツ1杯の水に精油を50滴ほど加えたものを使うといいでしょう。

ティーツリー精油は無毒なので、授乳中に外用してもまったく問題はありません。ただ、赤ちゃんに触れる胸の周りに塗布するのは控えたほうがいいでしょう。ティーツリー精油は健康食品店やハーブショップで入手可能ですので、１００％純正のものをお買い求めのうえ、適切に希釈使用してください。

もっと知りたい

ティーツリーはオーストラリアの先住民であるアボリジニの人々が伝統的に用いてきたハーブですが、現在ではもっぱらその葉を蒸留して得た精油が用いられます。ティーツリーの精油はさまざまな細菌や真菌に対して抗菌力を発揮すると共に免疫系を賦活して感染を防ぎます。アロマセラピーで用いられる数ある精油の中でも特異なポジションを占めています。ところでエキナセアは北米の先住民、デビルズクロウはアフリカ大陸の先住民が伝えてきたことを思うと植物療法は先住民の人々の知恵に支えられた療法と言えるでしょう。

乳がん患者はイブニングプリムローズ（月見草）油を使ってはいけないの？

「イブニングプリムローズの植物油は、エストロゲンの分泌を刺激するので、エストロゲン受容体陽性乳がん患者が摂ると危険』という記事を目にしました。これは果たして本当なのでしょうか？」

Weil's A

イブニングプリムローズ（月見草）は、必須脂肪酸であるＧＬＡ（ガンマリノレン酸）の天然の宝庫として知られています。ＧＬＡは食物から摂取するのは非常に難しいのですが、抗炎症性を持ち、副作用のない抗炎症薬として利用されています。また、皮膚や髪、爪などの健康な育成を促進する効果も知られていますね。ＧＬＡ源として頻繁に挙げられる植物油には、ブラックカラント油やボリジ油、イブニングプリムローズ油などがありますが、とりわけイブニングプリムローズ油は、皮膚症状（爪や頭髪の問題を含む）や関節炎、自己免疫性疾患、月経前症候群の治療によく使われます。

植物医療のエキスパート、ロードッグ博士と、質問内容についてお話しさせて頂いたのですが、乳がん患者の女性によるイブニングプリムローズ油の使用に際しては、これといって〝禁忌〟は思い当たらないとおっしゃっていました。ロードッグ博士の話では、紅潮（抗エストロゲン薬であるタモキシフェンによって引き起こされた症状）が、イブニングプリムローズ油を使用したら緩和した、という女性もいるそうです。このように、実際、多くの利用者がその効果を報告しているのですが、その有効性が誰に対しても発揮されることを示した正式な臨床根拠はほとんどありません。

私が個人的に調べたところ、イブニングプリムローズ油がエストロゲンに似た効果を作るとか、乳がんの罹患率や再発率を高めることがある、などといった説の根拠となるような研究は見つからなかったのですが、ＧＬＡはHer-2/neu遺伝子に関係した進行性の乳がん治療の可能性を広げることになるだろうとする報告を目にしました。ノースウェスタン大学において実施された研究では、ＧＬＡはこの種のがん遺伝子の活動を抑制し、ハーセプチン（Her-2/neu陽性乳がんの治療に使われる薬剤）と同じように乳がん細胞の反応を改善する効果がある、と報告されています（しかしながら、その後の追跡研究は行われていない様子）。

もしあなたが乳がん患者で、治療薬による紅潮緩和やその他の症状の改善にイブニングプリムローズ油が役立ったのであれば、使用をストップする理由はないでしょう。

もっと知りたい

イブニングプリムローズ油はイブニングプリムローズ（月見草）の種子を圧搾して得た植物油（油脂）で、およそ75％のリノール酸と共に自然界では珍しいガンマリノレン酸（ＧＬＡ）をおよそ８～９％含んでいます。イブニングプリムローズ油は月経痛や月経前症候群、アトピー性皮膚炎や関節リウマチなどに用いられる他、ＡＤＨＤや統合失調症などへの研究も行われています。現在までのところ直接的にエストロゲン様作用を示すといった報告は見あたりません。

糖尿病に効くアルガン油？

「糖尿病に効果があるとされるモロッコ産の油、アルガン油について何か情報があれば、シェアしてください」

Weil's A

近年、米国でも手に入るようになってきたアルガン油ですが、その健康への影響に関してはまだあまり知られていないようです。一応、アルガン油について説明しておきましょう。アルガン油は、ほぼモロッコでのみ生育しているアルガンの木の実、その仁（じん）から抽出される油です。油の抽出過程は、あきれるほど長く、時間のかかるもので、なんとすべて手作業で行われているそうです。まず、木の実の採取から過程はスタートします（大抵は、ヤギに食べられ、その身体を通って排泄された実が使われます）。乾燥させ、その後で実から仁をとりだすのです。仁はちょうど小さなアーモンドのような見た目をしています。この仁を炭火で焼いたものをすりつぶし、ドロドロのペースト状にします。これを絞ることで油が抽出されるのです。モロッコの人々は、サラダやタジン（モロッコのシチュー料理）、時にはクスクスなどを食べる際、ナッツの風味を加えたいときに、このオイルを少しだけかけるそうです。

報告によると、アルガン油は抗酸化成分に富み、その80％が不飽和脂肪で構成されているそうです。アルガン油を扱った研究で、私が発見できたのは1件だけでしたが、その研究によると、アルガン油によって実験動物の血圧、コレステロール値、血糖値の低下が確認されたとのことでした。おそらく、人体においても同様の結果が期待されるでしょうが、その効果を実証した研究は未だ発表されていないようです。これ以上の根拠が見つからない状況では、私もアルガン油が糖尿病持ちの方に効果的だと断言することはできません。

あなたの質問を受け取ったあと、私もインターネットでアルガン油を注文してみました。焙煎したものとしていないもの、両方の種類のものが入手できるようですが、なかなか値段が張りますね。8.45オンス（約250ミリリットル）で40ドルでした。焙煎したものは、ナッツの風味が強く、くるみ（ウォールナッツ）油を彷彿させます。しかし、この値段を見る限り、今後もアルガン油は毎日の食卓に添える調味料というよりは、エキゾチックなグルメを演出するぜいたく品のままでしょう。

さらに言うと、このアルガン油が糖尿病マネジメントに効果的という説に対しても私は懐疑的です。私たちは単純明快な方法をすでに持っているのです。すなわち、肥満気味だったら体重を落とし、グリセミック指数の高い、砂糖やでんぷん質を多く含む食べ物を避け、日常的に運動する習慣をつけ、1週間に最低でも3回は魚を食べ、（飽和・多価不飽和油よりも）控え目にオリーブ油を使い、でんぷん質の少ない野菜を存分に食べるということです。

日本では

わが国でもモロッコ産のアルガン油が入手できますが、食品としてよりも化粧品としての普及が進んでいるようです。アルガン油の脂肪酸組成は単価不飽和脂肪酸のオレイン酸と多価不飽和脂肪酸のリノール酸が合計でおよそ80%を占め、他の植物油に比べて特徴的なのはビタミンEを豊富に含むことにあります。ビタミンEを豊富に含むことで知られる小麦胚芽油ではα-トコフェロールが多いのですが、アルガン油ではγ-トコフェロールが多いのです。ビタミンE効力はα（アルファ）型の方が強いのですが、抗酸化力はγ（ガンマ）型の方が強いことが知られています。

ハーブを利用した糖尿病ケア？

「インド原産のとあるハーブが糖尿病ケアに効果的だという話を聞いたことがあります。もしご存知なら、それついて教えていただけませんか」

Weil's A

おそらく、あなたの言うインド産ハーブとは、サラシアアマルメロのことでしょう。インドの医療ではおなじみのハーブで、食後の血糖上昇をコントロールするために古くから使用されています。2005年1月号の「米国栄養学協会（American Dietetic Association）」誌に掲載された研究によると、このハーブから作った飲料は食後の血糖上昇を鈍らせ、インスリン値を低下させるとのことです。サラシアアマルメロはインドやスリランカ原産のハーブですが、米国ではあまり認知されておらず、広範な研究も実施されていません。

当該の研究は小規模のものであり、被験者はたった39人で、その中に糖尿病患者は含まれていませんでした。ボランティアの被験者には4種類の流動食を連続せず4日に渡り摂ってもらったそうです。そのうち3種には、それぞれ分量の異なるサラシアマルメロに加え、タンパク質、炭水化物、脂質、そして食物繊維から構成されており、残りの1種にはサラシアマルメロは含まれていません。

ラトガース大学の研究員チームの報告によると、サラシアマルメロを最も多量に含んだ（1000ミリグラム）流動食によって、通常の食後に上昇する血糖値が1／4ほどまで抑えられたそうです。インスリン値に至っては、さらに減少していました。

「このハーブは2型糖尿病の予防もしくは治療に貢献するかもしれない」と、研究員チームは結論づけています。サラシアマルメロは、今日使用されている糖尿病の経口薬（αグルコシダーゼ阻害剤）と同様、炭水化物の吸収を阻害することで効果を発揮するようだ、と彼らは報告しています。

しかしながら、サラシアマルメロには副作用が全くないわけではありません。多量に服用した場合には特に、従来の処方箋と同じく、腸内のガスやけいれんを引き起こすことがあります。

心強い報告も多くなされていますが、サラシアマルメロが2型糖尿病の治療に効果的であり、健康に対して何らかの長期的な利益をもたらすのかどうかを裏付けるためには、さらなる研究が求められます。また、研究員らは2型糖尿病の予防にもサラシアマルメロが効果的なのか？という点にも注目しているようです。サラシアマルメロのエキスを食事や飲み物に気軽に加えて摂る方法が推薦されています。

もっと知りたい

食後の血糖値の上昇を抑制するハーブとしてはサラシアとマルベリーが知られています。このふたつのハーブはαーグルコシダーゼの働きを阻害することによって糖の吸収を抑えるため、2型糖尿病の予防に役立ちます。なお、吸収されなかった糖は大腸に達して腸内細菌によって分解され、その際にガスを発生するため本文にあるように腸内にガスが発生しておなかが張るといった副作用が生じる場合がありますが、1～2週間ほどで収まります。なお、このふたつのハーブティーは食直前（食事の10分前以内）に服用することが大切です。

糖尿病にはシナモンが効果的?

「11歳になる私の孫は1型糖尿病を患っています。シナモンを与えても身体に害はないのでしょうか?」

Weil's A

1型糖尿病は、糖尿病全体の5~10%を占める自己免疫性疾患です。おもに幼児や青少年に多いタイプとされ、身体がインスリンを自分で作ることができなくなってしまうため、1型糖尿病の患者は毎日インスリン注射を自分で打たなくては生きていくことができません。

シナモンが一般的な2型糖尿病（膵臓がインスリンを作り出すことはできるものの、細胞がそれに抵抗してしまう）に効果的であるという根拠はいくつか提示されていますが、1型に対しては効果を示さないようです。シナモンが血糖（とコレステロール）のコントロールに効果的であるということを主張した最初の研究は、２００３年12月発行の「糖尿病ケア（Diabetes Care）」誌に掲載されています。研究はパキスタンにおける60名の２型糖尿病患者をサンプルに、たった40日間のみ実施されました。１グラム、３グラム、６グラムのシナモンを、ティースプーン１／４杯分あるいはティースプーン１杯分、それぞれ毎日摂ってもらったところ、空腹時血糖値は18〜29％低下、トリグリセリド（中性脂肪）値は23〜30％低下、ＬＤＬコレステロール値は７〜27％低下、総コレステロール値は12〜26％低下したそうです。

この小研究の結果が話題になってからというもの、他の研究者たちもこぞって研究結果の確証を試みるようになりました。２００６年にドイツで実施された研究では、２型糖尿病の患者79名をサンプルとして、その半分にはプラセボを与え、もう半分のグループには毎日シナモン３グラムを４カ月摂ってもらいました。その結果、シナモンを摂ってもらったグループはプラセボ群と比べて、空腹時血糖値が７％低下していたことがわかったそうです。しかしながら、ＬＤＬ／ＨＤＬコレステロール、中性脂肪、そして平均血糖値に関しては、４か月の間、特に大きく変動していなかったとのことでした。２００６年、さらに小規模の研究が実施されましたが、シナモンの効果に関して前向きな結果は得られていません。２００８年、「糖尿病ケア」誌がシナモン研究を分析する記事を掲載しましたが、シナモンのサプリメントを摂取した1型・2型糖尿病患者の血糖値とコレステロール値に改善は見られなかったと結論付けられていました。しかしながら、シナモンは安全かつ簡単に食事に加えることができるので、少なくともその効果に関して新しいデータが発表されるまで、私としては、2型糖尿病の方にはシナモンの摂取をおすすめしたいと思います。

もっと知りたい

2型糖尿病にシナモンが有効であるとする説は欧州でもよく知られています。ただし、シナモンを継続的に摂取する場合にはやや注意が必要です。シナモンには桂アルデヒドを含む精油と微量のクマリンが含まれています。桂アルデヒドは感作（アレルギー）を起こすリスクがあり、クマリンも肝臓に対して負荷をかける場合があります。シナモンの摂取は1日最大3グラムとし、かゆみや紅斑、めまいや黄疸などがみられたらすぐに服用を中止しましょう。

糖尿病に効くマルベリー（クワ）？

「マルベリーが持つ糖尿病患者の血糖値を下げる効果について、詳しく教えてください」

Weil's A

この質問に関して、植物医療のエキスパート、ロードッグ博士にお話を伺いました。彼女によると、マルベリー（クワ）の葉を使った糖尿病患者の治療は、世界中のさまざまな文化において古くから実践されているそうです。また、食後の血糖値上昇を大幅に抑えるということも、人体における実験から根拠が提示されています。実験では、食前にマルベリーの葉エキスを1グラム摂ってもらったそうです。もし、あなたが食事や運動実践とともに2型糖尿病のマネジメントを試みたいとき、もっと血糖をコントロールしたいときには、マルベリーの葉エキスが役に立つかもしれません。1日のうち、多めの食事の前にマルベリーを摂ってみることをロードッグ博士もすすめています。また、パウダー状のマルベリーの葉に糖尿病を予防する効果があるかもしれないと報告した研究もあります。健康な成人の身体において、食後の血糖値上昇とインスリン分泌量増加を抑える効果があるとのことです。この研究は日本で実施されたもので、2007年発行の「農業・食品化学」誌に掲載されています。しかしながら、研究を実施したチームは、糖尿病リスクの高い肥満の成人がパウダーを摂ったときにも同様に効果的なのかどうか、さらなる研究が必要だとコメントしています。

糖尿病持ちの方には、食生活の改善やサプリメントを使って血糖値コントロールを実践できる方法がたくさんあります。いくつかおすすめしたいと思います。

- マグネシウムが豊富な食物を毎日食べる。ホウレンソウ、豆腐、アーモンド、ブロッコリー、レンズ豆、カボチャの種、ヒマワリの種など
- 魚を食べる。フォッシュオイルのサプリメントを摂る。または、くるみ（ウォールナッツ）や挽きたての亜麻仁（フラックス）などのオメガ3系脂肪酸源を採りいれた食事を毎日摂る。

- グリセミック指数の低い食物を摂る。
- クロム（インスリンとともに働き、糖を細胞に輸送することで血糖を制限する微量元素）を摂る。1000マイクログラムのGTFクロムを毎日摂ることをおすすめします。
- αリポ酸（細胞へのグルコースの取り込みを増やし、グリコシル化（疾患促進物質の生成につながる、糖とタンパク質の異常な結合）の抑制を助ける）を摂る。目の健康維持にも有効です。まずは1日100ミリグラム摂るようにしてください。
- 健康なインスリン分泌を促進するグリシン酸マグネシウムを毎日400ミリグラム摂る。
- 強力な抗酸化成分を含み、健康な心臓の状態を維持してくれるコエンザイムQ10（CoQ_{10}）を摂る。分量としては、多めの食事の際に、ソフトジェルタイプのものを60～100ミリグラムほど摂るといいでしょう。

以下のハーブも役に立つかもしれません。標準化エキスのタイプを選び、パッケージの服用量に従ってください。

- ニガウリ（ゴーヤー）

・グルマール（ギムネマ）
・ブルーベリー
・ウチワサボテン

もっと知りたい

マルベリー（桑）の葉はデオキシノジリマイシン（DNJ）と呼ばれる珍しい成分を含んでいます。このDNJは二糖類分解酵素であるα－グルコシダーゼの働きを阻害して食後の血糖値の上昇を抑制するため2型糖尿病をはじめとする生活習慣病の予防に役立ちます。鎌倉時代の栄西禅師は「喫茶養生記」でマルベリーを取り上げ、飲水病（現在の糖尿病）にマルベリーの飲用や粥として食することをすすめています。先人の知恵には驚かされるばかりです。効果を得るには必ず食前に服用します。

マリファナ（大麻）によるがんケア？

「医療用大麻が化学療法による吐き気や嘔吐症状に効くという話は知っていたのですが、最近、マリファナを使って実際にがんを治療するという話を耳にしました。果たして本当なのでしょうか？」

Weil's A

あなたのおっしゃる通りです。マリファナに含まれるカンナビノイドが、がんの治療と予防に重要な役割を果たすかもしれないとする、非常に興味深い新研究が発表されています。ラボでの動物実験で、カンナビノイドががん腫瘍の成長を抑えるということが、数々の研究で示されているのです。この効果の一部は、血管新生抑制によって達成されます．血管新生とは、すなわち、腫瘍を成長させるための新しい血管形成を抑制するということです。さらに驚きなのは、カンナビノイドは周囲の正常な細胞を傷つけることなく、がん細胞を殺すこともできるようなのです。もし、研究が進められるなかで、これらの効果が実証されていけば、正常な細胞にさえ損害を与えていた従来の化学療法において、カンナビノイドは救世主となることができるかもしれません。

1975年の時点で、当時の研究者たちはすでにマウスを使った実験で、カンナビノイドがある種の肺がん細胞を抑制することができる、ということを報告していました。その後、ラボ研究において、膠芽腫（脳腫瘍の一種）または甲状腺がん、白血病、皮膚がん、乳がん、胃がん、大腸・結腸がん、膵臓がん、そして前立腺がんといった症状における、腫瘍細胞へのカンナビノイドの効果がしだいに明らかにされていったのです。

現時点では、人体におけるカンナビノイドの効果を試した唯一の試験は、スペインで実施されています。果たして人体にとって安全なのか、そして効果的なのか否かを測定するために実施された実験です（人体における試験の場合、いわゆる〝第1相試験〟は新薬の安全性と適正な服用量を特定する目的で実施されます）。このスペインでの研究は2006年に報告されたもので、脳腫瘍が再発した患者の脳内に、直接カンナビノイドが投与して試験されました。調査の結果、安全な投与量が確立され、少なくても9人中2人に、細胞増殖の抑制が確認されたそうです。

しかし、マリファナの吸引によって、このような抗がん効果を作り出せるまでに血中濃度を高めることができるのかは、未だに明らかにされていません。ベストな投与方法の追究も含め、より精度の高い試験デザインを採用した人体における臨床試験が、今後求められるでしょう。

このテーマについてもっと知りたい方に、私がおすすめしたい素晴らしいドキュメンタリー映画があります。レン・リッチモンド監督の「キャナビスでがんを治療できたら（What If Cannabis Cured Cancer）」という作品で、近年の関連研究の結果も本編でまとめられています。多くの医師は、こういった情報の重要さ、そしてがん治療と予防における意義を意識していません。マリファナに対する現在の政策は、逆効果であり、馬鹿らしいものだということを実感せずにはいられない、強力な根拠をこの映画は提示しています。さらにもう一つ、私が統合腫瘍学者のドナルド・アダムス博士と共著した、統合腫瘍学（Integrative Oncology: オックスフォード大学出版、２００９年）内の「カンナビノイドとがん」の章も、情報源として挙げておきたいと思います。

もっと知りたい

カンナビノイドはアサ *Cannabis sativa* の活性成分で鎮痛作用や向精神作用をもつため、がんの緩和医療への活用が期待されています。さらにカンナビノイドには緩和医療だけでなく、本文にあるように血管新生の抑制やアポトーシス誘導など複数のメカニズムによる抗がん作用が報告されています。こうした領域を医療用大麻といいますが、米国ではマリファナは米国連邦法では違法である一方、カリフォルニア州など多くの州で合法化されています。２００９年２月、バラク・オバマ大統領のもとホワイトハウスでは州法で合法とされている医療用大麻について司法省麻薬取締局による強制捜査を終了すると発表しました。

Q クルミ（ウォールナッツ）で心臓の健康維持？

「最近、『クルミは非常に健康的な食べ物で、悪い食習慣の影響を相殺してくれる』という話を友人から聞きました。果たして本当なのでしょうか？　どういうことなのか教えてください」

Weil's A

個人的には、不健康な食習慣を治すのにクルミや特定の食物に頼ったりすることはありませんね。しかし、最近スペインの研究チームが報告したところによると、オリーブ油よりもクルミ8つ（殻をむいたもの）のほうが、飽和脂肪を多く含んだ食事のあとの動脈ダメージに対して、効果的に働くそうです。

この背景について少々説明しましょう。飽和脂肪が多く含まれている食物（牛肉や羊肉、全脂肪乳、チーズ、バター、クリームなど）を食べると、炎症反応が生じて、血液を体中の組織や器官に届けるという動脈の機能が阻害されます。同時に、この炎症反応は動脈内を詰まらせるプラークを形成し、心臓発作のリスクを高めることにもなるのです。

スペインで実施された研究において、まず研究員は24名のボランティアに協力を求め、食パンにサラミとチーズをはさんだサンドイッチと高脂肪ヨーグルトを食べてもらいました。その後、ボランティアグループの半分に殻をむいたクルミ８つ、もう半分にティースプーン５杯のオリーブ油を摂ってもらったうえで、研究チームは超音波計測器を使って彼らの動脈をチェックしたのです。結果、クルミを食べてもらったグループは、オリーブ油グループと比べ、動脈の柔軟性・伸縮性がより高かったということです。

オリーブ油もクルミも高脂肪食後の動脈に有益な効果を与えてくれる（ともに炎症と酸化を低下させる働きがある）食物ですが、この研究において、動脈の柔軟性の維持が確認されたのはクルミだけだったようです。研究チームは、クルミに含まれるα‐リノレン酸（ＡＬＡ）の効果によるものだろうと分析しています（ＡＬＡは、魚に含まれるオメガ3系脂肪酸に似たオメガ3系脂肪酸なのです）。ちなみに、この研究は２００６年10月17日発行のJournal of the American College of Cardiologyに掲載されています。

この研究は、クルミが持つ健康効果の根拠を実証した初期実験と言えます。クルミをパックで買うと、ラベルにこう書いてあることに気づくと思います。「低飽和脂肪食・低コレステロール食の一部として、毎日50グラムほど食べれば、カロリー過多になることもなく、冠動脈性心疾患のリスクを抑えることができるかもしれません」。スペインの研究員らは、飽和脂肪を抑えて、高品質かつ新鮮な果物や野菜、ナッツ、豆類、未精製穀物、オリーブ油、ヨーグルトやナチュラルチーズなどの発酵乳製品をふんだんに使い、日常的に魚を食べる地中海の食生活をすすめています。地中海地方の人々は牛肉や羊肉を食べないわけではありませんが、1か月に1食ほどにすぎません。同時に、鳥の肉や卵、甘いものもまったく食べないわけではないのですが、毎日食べるほど多く消費しません。

というわけで、間違いなくクルミは健康にいい食物と言えます。ただし、食べすぎはいけません。他のナッツ類と同様、やはり高カロリー食品ですからね。私は1日にひとつかみ分くらいの量を食べるようにしています。

もっと知りたい

オリーブ油の脂肪酸組成は単価不飽和脂肪酸のオレイン酸がおよそ75％を占めるため、酸化に強い植物油と言えますが、α－リノレン酸などのオメガ3系脂肪酸はほとんど含んでいません。その一方、クルミはナッツ類の中で最もα－リノレン酸を含みます（可食部100グラム当たりおよそ9グラム）。クルミはポリフェノールをたいへん多く含み、ローストすることでさらに抗酸化作用は高まります。またクルミは抗酸化力が強いγ（ガンマ）型のトコフェロールを豊富に含みます。ただし、本文にあるようにクルミ1粒でおよそ27キロカロリーあるので食べすぎには注意が必要です。

新しい肝臓ケア？

「感染症の注射治療時にミルクシスルを摂っても大丈夫ですか？」

Weil's A

もちろん問題ありません。それどころか、感染症（慢性B型・C型肝炎）の治療中ならば、摂取すべきでしょう。ミルクシスルは中毒症状から肝臓を守り、肝臓の再生を刺激するハーブであり、肝臓における細胞、すなわち肝細胞の代謝を強化することで作用します。ミルクシスル製品は健康食品店などで入手可能ですので、錠剤かカプセル形状の標準化エキスをお買い求めください。服用量は、商品のラベルに従うこと。ミルクシスル単独で服用できます。

私はこれまでに、ミルクシスル、そしてもう一つの自然薬であるチョウセンゴミシ（シサンドラ）という中国産の植物の実を併用することで、C型肝炎を改善させた患者さんをたくさん見てきています。チョウセンゴミシも、ミルクシスルと同じように無毒であり、肝機能の健康をサポートすることで知られているのです。これらのハーブは、ニューヨークのチャン・チンツァイ博士によって開発された自然治療プロトコールに含まれており、私もよく患者さんにすすめています。

肝炎はその名の通り、肝臓の炎症です。ウイルス性の肝炎にはいくつかあります（抗ウイルス薬であるインターフェロンで治療）。C型肝炎は、当人に症状が発症しないうちに、ゆっくりと肝細胞が破壊されていく進行性の疾患です。多くの場合、患者が疲労や腹部の圧痛を訴えたとき、または定期的な血液検査で肝臓の酵素値が上昇していたときに発覚します。C型肝炎は（輸血や血液透析、または静脈注射の針の誤使用などにより）血液から感染していく病気です。大抵の場合は慢性化し、全体の約15％（過去20～30年間における）が肝硬変または肝臓がんにつながります。

同じくウイルス性で、アジアでの罹患率が高いB型肝炎の場合、慢性化するのは全体の10％程度です。輸血や静脈注射針、または性交渉によって、もしくは感染した妊娠患者から胎児に感染し、黄疸や食欲減退、吐き気、嘔吐、疲労などの症状が表れます。どのタイプの肝炎であっても、ミルクシスルは医師による治療と安全に併用できますので、ご安心ください。

もっと知りたい

ミルクシスルはキク科のハーブで、その種子にシリマリンという成分を含み、肝細胞の細胞膜を酸化傷害から守ると共に、損傷を受けた肝細胞のタンパク合成を促進して修復を促します。一方、チョウセンゴミシは「五味子」として局方に収載されている生薬で、主に鎮咳作用を目的に漢方で処方されますが種子のリグナン成分は肝細胞障害抑制、肝繊維化抑制、肝再生促進、肝機能亢進などの作用を有します。

Q チョウセンゴミシ（シサンドラ）は安全？

「チョウセンゴミシを食べ過ぎると、消化器系、とくに胃の調子が悪くなることがあるのですか？」

Weil's A

チョウセンゴミシ（朝鮮五味子）は中国伝統医学の世界で広く使われている生薬です。東アジア原産で、中国語でウーウェイズ（五味子）といい、これは「5つの風味を持つ果実」という意味です。というのも、ゴミシには、塩味、甘味、酸味、辛味、苦味の5つの風味があるから、と言われています。咳や喘鳴、下痢、消化不良、インフルエンザ、月経前症候群、自然発汗などの治療に使われてきた漢方です。植物医療のエキスパート、ロードッグ博士も、チョウセンゴミシには精力とスタミナを高める滋養効果があると、高く評価しています。

さらに、ロードッグ博士によると、チョウセンゴミシは肝臓にも良いということを示した動物実験も実施されているそうです。私も、慢性肝炎のある患者さんで、チョウセンゴミシをその他の漢方薬とともに服用している方を何人も知っています。この自然療法プロトコルは、ニューヨークのチャン・チンツァイ博士によるものです。

また、ある研究によると、チョウセンゴミシは化学療法で使われる化学物質であるアドリアマイシンによる心臓への負担を解消する効果があるそうです。しかし、人体に対しての実験は行われていません。チョウセンゴミシの実の適切な摂取量は、1日に2~8グラムほど、適当量であれば人体に問題ないハーブである、とロードッグ博士は話しています。副作用は特にないとされていますが、彼女の話では、チョウセンゴミシの服用が胃のむかつきや皮膚の湿疹を起こすこともあるそうです。胸やけや消化不良、食欲減退や疼痛《とうつう》などの胃の問題も含まれます。

チョウセンゴミシで胃の調子がおかしくなったとしても、前述の服用量範囲内であれば心配することはないと思います。不可解な症状が表れることもあるかもしれませんが、服用を止めるか、量を抑えることでおさまるでしょう。

日本では

チョウセンゴミシ（シサンドラ）は局方に収載されている漢方の要薬で、その本質は非麻薬性鎮咳薬、非麻薬性止瀉薬と記載されています。成分としてはリグナン化合物やセスキテルペン類を含む精油が知られています。肝細胞障害抑制、肝織維化抑制などの作用も報告されていますが、わが国では杏蘇散や小青竜湯などに鎮咳去痰を目的に処方されています。一方で米国などでは滋養強壮、抗ストレスといった目的で用いられます。ハーブは生体防御機能そのものに働きかけるため効能は多面的であり、また単剤か多剤処方かによっても働きが異なる場合があります。

ビターオレンジ（ダイダイ）は安全？

「ビターオレンジについて、詳しく教えてください。ビターオレンジのサプリメントは危険だという記事を読んだことがあるのですが、本当でしょうか？」

Weil's A

ビターオレンジ（ダイダイ）は、とりわけアメリカ南西部では、非常に一般的な観賞果樹です。美味しそうな実をつけますが、非常に酸っぱく、後味には苦みがあります。果皮部分は、シロップで煮こんでマーマレード作りにもよく利用されますね。もともと、古代中国の人々やアマゾンの先住民が吐き気や消化不良、下痢などの治療薬として使っていたという長い歴史があります。現代では、ビターオレンジ精油として多くの食品や化粧品、またはアロマセラピーに利用されています。

ビターオレンジピールのエキスは、2004年にFDA（食品医薬品局）が健康に対するリスクを原因に、麻黄《マオウ》（エフェドラ）とそれを含む製品の販売を禁止したあと、代用としてハーバル・ダイエット食品に加えられるようになりました。麻黄は深部体温を上げて、不整脈や不眠症を引き起こし、血圧を上昇させる刺激物であり、私もたびたびその使用に対しては警戒を呼びかけてきました。麻黄の影響はそれだけではありません。麻黄の持つ強壮作用は、疲労や脱水症状の兆候を隠してしまうことがあるのです。これは非常に危険なことです。FDAが麻黄の販売を禁止したあと、「麻黄不使用」のラベルを貼られた商品が多く出回り始めましたが、それらに刺激物が入っていないということでは決してありません。

ビターオレンジには同様の効果を持つシネフリンという物質が含まれています。国立補完代替医療センター（NCCAM）によると、健康な人がビターオレンジのサプリメントをそのまま、もしくはカフェインとともに摂取したあとに、めまいや心臓発作、心筋梗塞などの症状を起こしたという報告もあるようです。それに、私自身、ビターオレンジが麻黄より安全であるということを示した根拠を見たことは今まで一度もありませんし、ダイエットに効くという根拠を確認したこともありません。ビターオレンジには安静代謝率を高める効果があり、カフェインと一緒に摂ることで減量効果もある、と結論づけた研究もあるようですが、その効果が果たして維持されるのかどうか、私はにわかに信じることができません。イタリアで実施されたある研究では、研究用のラットにビターオレンジを与えたところ、食事があまり進まなくなり、体重も減ったという結果が出たそうですが、同時に心疾患も進行してしまい、服用量を増やすほどに致死率も高まっていったとのことです。ビターオレンジは、高齢者や肥満患者、心疾患患者には、とりわけ危険因子をなりうるだろう、と調査員は報告しています。

あなたが、もし心疾患や高血圧を患っているのでしたら、ビターオレンジを摂るのは控えた方が無難だと思います。また、習慣的にカフェイン飲料を飲んでいる方や、MAO（モノアミン酸化酵素）阻害薬を服用している方も、控えてください。

もっと知りたい

アロマセラピーで用いられるのはビターオレンジ（ダイダイ）の精油ですが、シネフリンは精油成分ではなく、アルカロイドです。シネフリンは交感神経系を亢進させるためダイエットに役立つと言われますが、その一方で米国では「麻黄（エフェドラ）の代替品」として用いられ、深刻な健康被害が報告されています。シネフリンとカフェインを併用すると有害作用が生じやすいので注意が必要です。なおＭＡＯ（モノアミン酸化酵素）阻害薬とは抗パーキンソン薬の分類のひとつです。

フキタンポポ（コルツフット）でハーブティーを淹れてはいけない？

「私はヨーロッパで生まれ育ったのですが、小さい頃から、咳や痰詰まりに悩まされたときには、フキタンポポのハーブティーを飲ませてもらっていました。私の6歳になる娘にも同じようにフキタンポポのハーブティーを飲ませているのですが、最近『フキタンポポの内用は肝臓に毒』という話しを耳にしました。すでに肝臓に損害が及んでいるかも、と思うと心配です」

Weil's A

フキタンポポは、何世紀にも渡って、咳に効くとして使われてきたハーブです。学名を*Tussilago Farfara*というのですが、〝*Tussi*〟とはラテン語で「咳」を意味しています。植物医療の権威であるロードッグ博士と、質問内容についてお話しさせて頂きました。

ロードッグ博士によると、フキタンポポは軽度の呼吸器系症状は効果を発揮すると認められているものの、花と葉の部分に含まれているピロリジジン・アルカロイドという物質が肝臓に危害を加えてしまうのです。安全性の面から言うと、このハーブの服用は、あまり理想的ではないかもしれません。

ここで、大人にも子供にも安心してお使い頂ける、咳や痰詰まりに効くハーブ療法をいくつかお教えしましょう。

- **エキナセア**：風邪やインフルエンザ、のどの痛み、身体の抵抗力が下がっているときに。成人の場合は、小さじ1杯のチンキ剤を水といっしょに1日に4回、もしくはフリーズドライエキスのカプセル2錠を1日に4回飲んでください。子供の場合は、成人の半分の量。エキナセアは継続的に摂り続けるとその効力を失うので、まずは10日ほど飲んでから、その後、2週間おきに休止期間を挟んで摂っていくといいでしょう。

- **ガーリック**：私が発見した最高の家庭薬です。風邪かな？　と思ったときには、生のガーリックを1、2かけ摂るといいのです。刻んで料理に加えてもいいですし、1かけを切り分けて、錠剤の要領で水といっしょに飲みこんでも構いません。

- **エルダーベリー（セイヨウニワトコ）**：エルダーベリーの花と実は、風邪とインフルエンザの治療薬としての長い歴史があります（「サンブコル」という市販のエルダーベリーエキスは、もともと風邪ではなく、インフルエンザの治療目的に作られたものです）。
- **スリッパリーエルム**：アカニレの内樹皮から抽出されるスリッパリーエルムは、トローチや粉末、カプセルやエキスとしてご利用いただけます。風邪に伴うのどの痛みにはトローチをどうぞ。
- **タイム**：ロードッグ博士おすすめの、咳や痰詰まりに効くタイムシロップのレシピを教えてくださいました。

作り方　水1カップに乾燥タイムを大さじ2杯（新鮮なものなら4杯分）加えて、15分ほどグツグツ煮ます。これを漉したものにレモン果汁を小さじ1杯と有機ハチミツもしくはメープルシロップをカップ1／5杯加え、よく混ぜてください。咳や痰詰まりが苦しいとき、2～3時間ごとに、このシロップ大さじ1杯摂ってください。作ったシロップは蓋つきの容器に入れてしっかり密封し、冷蔵庫の中で保存しましょう。3～4日の間に使い切ってください。

すでにフキタンポポのハーブティーを飲んでしまって（娘さんにも飲ませてしまって）肝臓への負担が心配だったら、医師に相談して血液検査を受けるといいでしょうね。肝機能に影響が及んでいるかどうか確認できますから。まぁ、多分何の問題もないと思いますよ。万が一、異常があった場合には、安全かつ効果的に肝機能を正常化するハーブ、ミルクシスルをお試しください。処方量は、成人の場合はパッケージを参照のこと。子供の場合は、1日につき、体重1キログラムあたり5～10ミリグラムを目安に摂るといいでしょう。

もっと知りたい

フキタンポポは歴史のある鎮咳ハーブですが、肝毒性をもたらすセネシオニンやセンキルキンなどのピロリジジンアルカロイドを微量含むため注意が必要です。この他のハーブとして急性期の乾いた咳にはアルテア（ウスベニタチアオイ）の根やウスベニアオイの花など粘液質を多く含むものが用いられます。上気道カタルや気管支炎には粘液質と去痰作用をもたらすサポニンを含むマレイン（ビロウドモウズイカ）が用いられます。また本文のタイムのシロップ剤と同様に去痰作用をもつフェンネルのシロップ剤が用いられます。

Q ホーソン（セイヨウサンザシ）の実はどれくらい身体にいいのか

「ナトリウム摂取量を抑え、血圧を下げるためにホーソンベリーを試してみたのですが、びっくりするほど効果がありました。これからもホーソンのお世話になろうと思うのですが、安全に使い続けるには、どれくらいの期間、どれくらいの頻度で服用すればいいのでしょうか」

Weil's A

ホーソン（正確にはホーソンベリー）は、ヨーロッパ、北米、北アジアに生息する低木から採れるハーブで、高血圧やアテローム硬化症、うっ血性心不全、不整脈などの治療に使われてきた長い歴史があります。アメリカでは、１９３０年代まで薬局方に収載されていました。

ホーソンの赤い実には、アントシアニジンやプロアントシアニジンと呼ばれる植物栄養素や血管壁を強化する抗酸化成分が含まれています。また、ホーソンベリー、葉、そして花部分から抽出したエキスにも、心臓や血管系を強化する成分が含まれているのです。アメリカ国内では、ホーソンの葉、花、実（ベリー）を使った製品、もしくはそれぞれを混合した製品が入手可能です。ご購入の際には、ホーソンの有効成分であるビテキシン（またはビテキシン‐2‐ラムノシド）が1.8％以上配合されているものをお選びください。

ホーソンエキスは、基本的には無期限で安全にお使いいただけます。植物医療の権威であるロードッグ博士も、ホーソンに含まれる毒性は非常にわずかなものであり、長期にわたって使用しても、それによって副作用が確認された例はないとおっしゃっています。

しかしながら、ホーソンベリーは、葉や花部分と比べて、未だに十分な研究が実施されていません。実際、ホーソンベリーがアンギナ（冠動脈の狭窄により、血液が自由に通過できないことで起こる胸の痛み。狭心症）の治療に効果的であることは調査研究からすでに明らかにされているのにもかかわらず、ドイツコミッションEは、未だその使用を認可していません。今のところコミッションが認可しているのは、ホーソンの葉と花から作った製品のみです。

現代的なメソッドを採用したホーソンベリーの研究は、アメリカではまだほとんど実施されていないのが現状です。ホーソン（ベリー）を使用して、その効果が見られたならば、葉と花部分を使用したサプリメントもご利用いただけるでしょう。しかし、いくら害はないとはいえ、さすがに私もホーソンベリーだけを頼りに心臓関連の疾患治療をすることはありません。

もっと知りたい

ホーソンはＯＰＣ（オリゴメリックプロアントシアニジン）やビテキシンなどのフラボノイドを豊富に含みます。心不全のハーブとして知られるジギタリスのような速効性は得られませんが作用が穏やかであるため長期にわたって継続して使用することが可能です。ドイツの公的なモノグラフであるドイツコミッションＥモノグラフではＮＹＨＡ（ニューヨーク心臓協会）基準Ⅰ度～Ⅱ度に相当する心臓機能の低下や心臓領域の圧迫感や閉塞感、老化心や軽度の徐脈性不整脈を適応としています。

セージは多汗症に効果的？

「15歳のころから汗かきで悩んでいます。さまざまな制汗処方を試してきましたが、どれもたいして効果はありませんでした。セージ葉の錠剤で、多くの人がこの症状を改善したという話を読んだのですが、ワイル博士はセージが多汗症に効果的という話を聞いたことがありますか？　もしそうだとすれば、どのように安全で効果的なセージのサプリメントを選べばいいのか教えてください」

Weil's A

多汗症と呼ばれる汗腺障害は、過剰な発汗を引き起こします。正確な原因は明らかではありませんが、気温の変化や身体的・心理的ストレスに対して、汗腺が異常な反応を示していることに関係しているのかもしれません。多汗症は、足、手のひら、上腕、または全身に及ぶこともあります。

アメリカ国立衛生研究所（NIH）の調査によると、アメリカ人の2～3％は多汗症だそうですが、医療的な処置を求めているのは、そのうちの4割ほどだといいます。

この質問に関して、植物医療のエキスパート、ロードッグ博士にお話を伺いました。博士によると、セージは古くから過剰発汗の治療に応用されており、博士自身もセージを使って多汗症の患者さんの治療に成功した経験があるそうです。ロードッグ博士によると、ドイツの医療権威は、セージを使った多汗症治療の効果を認めており、他にもホットフラッシュ（紅潮）や寝汗に効く処方が実践されているそうです。セージの使用に際しては、乾燥セージのカプセルを日に1000ミリグラム分摂るよう、ロードッグ博士はすすめています。この摂取法は非常に安全ではあるのですが、子宮の収縮を促すことがあるので、妊娠中の摂取は避けるよう警告しています。また、セージ精油には、身体に害をもたらす恐れのあるツジョン（ツヨン）という物質が多く含まれているため、同様に注意が必要です。

もっと知りたい

セージの使用目的としては口内炎や咽頭炎など口腔の粘膜の炎症に用いることが多いのですが、特別な用途として過剰発汗の改善があります。この場合は本文にあるように乾燥セージをそのまま服用するか、または熱湯抽出したハーブティーを冷ましてから服用します。セージの精油にはツジョン（ツヨン）という成分が含まれているので神経毒のリスクがあります。アロマセラピーで用いられるクラリセージは近縁ですがこちらはツジョンを含みません。

関節炎に効くデビルズクロウ?

「ドイツでは、関節炎の痛みにデビルズクロウが広く利用されています。これに関して、信頼のおける情報や根拠はあるのでしょうか? また、ワイル博士はどのようにお考えですか?」

Weil's A

デビルズクロウは南アフリカに生息する砂漠植物で、鉤《かぎ》のような爪が実をつかんでいるような外見から、その名がついています。カラハリ砂漠の先住民は何世紀にもわたって、この植物の根を乾燥させて、細かく刻み、痛みや消化不良の治療に、また、塗り薬として出来物やその他の皮膚症状に利用しているそうです。近年では、この植物を対象にした臨床研究も多く実施されており、骨関節炎による痛みや凝り（とりわけ股関節や膝関節に関する症状）の緩和すると言われるようになってきました。私の同僚であるロードッグ博士によると、デビルズクロウが腰痛を緩和することを示した根拠も挙げられているそうです。

しかしながら、期待させるような結果もある一方、研究の結果は矛盾しています。1999年2月に発表されたヨーロッパ麻酔学ジャーナル（European Journal of Anaesthesiology）掲載の論文では、治療を受けた患者の腰痛に若干の改善が見られたことが報告されていますが、他の研究では、そんな効果は見られなかったと報告されています。

デビルズクロウには、何らかの鎮痛作用、そして抗炎症作用があることには違いなさそうですが、具体的にどのように効果を作り出すのか、未だにはっきりしていません。しかしながら、ヨーロッパでは確実に好評を博しているようです。ロードッグ博士によると、2001年におけるデビルズクロウ関連製品の売上は3000万ユーロにものぼり、これはリウマチ関連症状の処方箋の74％をしめる数字とのことです。

おそらく、デビルズクロウを関節痛に使用しても害はないでしょう。ある研究によると、デビルズクロウを非ステロイド性抗炎症薬（NSAIDs）と併用すると、股関節や膝関節の関節痛に対して、最も改善効果を生み出すそうです。デビルズクロウを使うことで、NSAIDs の使用量を減らすこともできるかもしれません。

デビルズクロウは推奨の服用量を守っている限り、身体には害はないでしょうが、長期的に使用した場合どうなるか、未だ明らかになっていません。副作用としては、頭痛や耳鳴り、味覚障害、食欲不振、下痢などが報告されています。デビルズクロウは胃酸値にも影響することがあるため、潰瘍持ちの方は使用を避けてください。さらに、このハーブの服用に関連する問題として、血糖値の低下が挙げられます。よって、低血糖の方や、血糖に影響する処方箋やサプリメントを摂っている方も使用しない方がいいかもしれません。

関節・筋肉痛への効果を調べた研究において採用された服用量は、成人の場合、600～1200ミリグラムを1日3回でした。デビルズクロウの有効成分と考えられているハルパゴシド50～100ミリグラム配合の標準化製品をお買い求めになるといいでしょう。デビルズクロウはチンキ剤やエキス、乾燥根（お茶用。古くから、デビルズクロウのお茶は食欲不振や胃もたれ時にのまれている）としても入手可能です。

薬を使わない関節炎の治療法をお求めの方には、ジンジャー、ターメリック（ウコン）、そしてその他の抗炎症成分を含んだハーブの組み合わせをおすすめしたいと思います。最も効果的なうえ、副作用もありません。

もっと知りたい

デビルズクロウ（悪魔の爪）という恐ろしいネーミングは木化した果実の形状が鉤状を呈しているためです。植物療法では関節炎や関節リウマチにデビルズクロウやネトル、ダンディライオンがよく用いられます。あとの2つが他の目的でも用いられることがあるのに対し、デビルズクロウは関節炎や関節リウマチに特異的に用いられるところに特徴があります。デビルズクロウのような強い苦味をもつものは胃酸の分泌を促すので胃潰瘍や十二指腸潰瘍の患者には禁忌となります。

皮膚症状に効果的なアジア産ハーブ？

「ゴッコラというハーブの効能について教えてください。私はロザケア（酒さ）を患っているのですが、ゴッコラは皮膚症状の緩和に役立つハーブだと聞いたことがあります」

Weil's A

ゴッコラ（センテラ）は多年生の匍匐《ほふく》植物で、怪我からハンセン病まで幅広い皮膚症状の治療薬として長い歴史を誇っています。このハーブの有効成分とされているのはトリテルペンと呼ばれる物質で、皮膚の主要構成要素であるコラーゲンの生成を促進すると考えられています。ゴッコラが創傷治癒を促進するという研究も実施されているのですが、どれも動物実験であり、人体において皮膚症状を改善する効果を実証した研究（または、酒さの治療法として焦点を当てたもの）は見あたりません。

ゴツコラの効果で、私が最も馴染みがあるのは脳活性効果です。実は、ゴツコラには記憶力増強効果もあるのです。創傷治癒の促進と同じく、臨床的に実証されてはいないものの、ゴツコラは不安症の治療に有効であるという根拠が明らかにされています（２０００年12月号の臨床心理薬理学ジャーナルに掲載された研究。健康な成人サンプルにおける聴覚驚愕反応（不安症の徴候とされる）がゴツコラ投与により改善した）。総括するならば、現時点ではゴツコラを扱った研究があまりにも少ないため、どのような症状に対しても、自信を持っておすすめできない、といったところでしょうか。

ロザケアの治療には、ゴツコラの代わりに、イブニングプリムローズ（月見草）油、ブラックカラント油、もしくはボリジ油の使用をおすすめしたいと思います。これらはすべて、皮膚の健康を促進するガンマリノレン酸（ＧＬＡ）の宝庫として知られているのです。ＧＬＡを食事に加え始めたら、まずは6～8週間ほど様子をみてください。経済的に最もやさしいのは、ブラックカラント油500ミリグラムを1日に2回とる方法でしょう。

もっと知りたい

ゴツコラ（センテラ）はアーユルヴェーダにおいて重要なポジションを占めるハーブです。アーユルヴェーダとは「生命の科学」を意味するインドの伝統医学です。ゴツコラはインドや中国、タイやベトナムなど東アジアの国々で生育しますが、日本でも目にすることがあります。現代の植物療法では本文にあるように主に皮膚疾患や脳の機能障害に用いられます。欧州や米大陸産のハーブに加えて今後は日本を含むアジアのハーブにますます注目が集まりそうです。

ハーブで尋常性白斑を治療するには?

「10歳になる私の孫娘は、頭のてっぺんから、足の指の先まで、深刻な尋常性白斑を患っています。ハーブを使った良いケア方法はありませんか?」

Weil's A

皮膚に白いボツボツが浮かび上がる尋常性白斑は、おそらく免疫性疾患に由来しているのでしょう。遺伝的な要素もあるとされ、1型糖尿病などの自己免疫性疾患を患っている人に起こる傾向があるようです。尋常性白斑が表れた人の報告では、何らかの病気や感情的ストレスに悩まされると同時に、白斑が浮かび上がってくるということですが、白斑を誘発する決定的な原因を示した研究は未だ実施されていません。

顔や首、わき、ひじ、手、そして膝に白斑が表れるのが特徴的ですが、どれほどの皮膚範囲に及ぶのか、あらかじめ知るよしもありません。当然、白斑が浮かび上がることで心理的に落ち込むことはあるでしょうが、白斑が全体的な健康状態を脅かすことはありません。治療の要点は、肌の色を均一化することですね。大抵の場合、ステロイドクリームや、ソラレンと呼ばれる薬剤（紫外線に反応するため、肌が黒くなる）を利用したPUVA療法が採用されます。PUVA療法は、ソラレンを錠剤として飲む、もしくは患部に塗布したのち、診察室の紫外線装置に肌を曝露するという方法です。頭部、首、上腕、足、体幹に現れた尋常性白斑の70％に対して、85％の確率で効果があると言われています。もちろん、それなりの結果を得るためには、数か月かかることもあるでしょうし、その後の経過にも注意した保持治療も必要となるでしょう。

尋常性白斑のケアに役立ち、さらには再着色さえも施すことができるハーブもあります。2003年5月号のClinical and Experimental Dermatologyに掲載された研究報告によると、イチョウ（ギンコ）にその効果があるようです。また、アーユルヴェーダで使われるハーブであるケラ（Khella）を紫外線療法と組み合わせることで、皮膚の再着色が促されるという記事を目にしたこともあります。この研究記事は、2001年5～6月号のEuropean Journal of Dermatologyに掲載されていたものですが、私が個人的に経験したものではありません。

しかしながら、私としては、まず孫娘さんに催眠療法を試させることをおすすめします。皮膚の症状というのは、催眠療法に強く反応するもので、尋常性白斑の患者の皮膚が再着色されるようになったという報告もあります。とりわけ、催眠療法は子供に効果的です。

もっと知りたい

ギンコ（イチョウ）のサプリメントは主に認知症に用いられますが、尋常性白斑の治療にも用いられることがあり、いくつかの臨床試験が行われ、効果が報告されています。また重篤な副作用は報告されていません。尋常性白斑に対するギンコの作用機序は明らかではありませんが研究者は主に抗酸化作用によるものと考えています。ケラ（アンミ）*Ammi visnaga* はセリ科のハーブでフラノクロモン構造をもつケリンを含み、本文にあるように紫外線療法と組み合わせて用いられます。なお、ケリンは抗アレルギー薬のクロモグリク酸ナトリウムの先導化合物です。

Q 健康への苦い道のり？

「食物の味（甘味、塩気、酸味、苦味、辛味など）は健康に対してどのように影響するのでしょうか？　身体によくない味覚というものはあるのでしょうか？」

Weil's A

いい質問ですね。ある種の味覚は健康に影響します。ご存知のように、アメリカに蔓延している肥満傾向は、甘いものに対する国民的嗜好によるところも大きいのです。砂糖入りの炭酸飲料、クッキーやキャンディーなどのお菓子は血糖値やインスリン値、そして空腹感を急激に高め、やがて低下させます。甘いものを食べ過ぎてしまいがちな人は、大抵の場合、肥満や2型糖尿病につながることになります。

甘いものよりも、苦いものを食べるべきでしょう。苦い食物は、食欲と血糖値を緩和するという、甘いものとは逆の働きがあるのです。残念ながら、アメリカ人の食生活において最も一般的な苦味のある食べ物、すなわちコーヒーとチョコレートは、摂取される前に大量の砂糖が加えられてしまっています。

そして、この国で次に一般的な苦味は、ビールです。ビールにはいくらか身体に良い要素があります。ビールの原料であるホップには、キサントフモールという抗ウイルス性、抗アレルギー性、抗凝血性、抗炎症性、抗腫瘍活性を持つフラボノイドが含まれているのです。しかし、さすがにビールは健康的な飲み物であると言いきることはできません。ビールに含まれているアルコールは摂取しすぎると当然、健康に影響しますし、何より、ビールは高カロリーです。とはいえ、有害というわけでもなく、量を抑えて、控え目に飲む分には、健康にも有効に働くでしょう。

苦味というのは、時として有害となることもあり、やはり避けるべきなのでは？　と思ってしまうかもしれません。しかし、芽キャベツや緑の葉野菜など、栄養豊富な健康食物の多くには、ある程度の苦味があるものです。苦味は人体に警告を発する役割があるのですが、これが利点となることがあります。すなわち、食欲の抑制です。ヨーロッパの人たちは食事の前に苦い食前酒を飲みますが、減量したい方にはこれも良いアイデアかもしれません。

また、苦味のある食物は肝臓を刺激して胆汁を分泌させる働きもあります。胆汁には補足的に消化運動を助ける重要な役割があるのです。胆汁は、脂肪を乳化して、ビタミンA、D、E、Kなどをはじめとする栄養素を吸収してくれます。

25％の人は、ある種の苦味を特定することができず、別の25％はごく少量の苦味でも特定することができるということが研究から示されています。それ以外は、両者の中間にあるそうです。

苦味のある食物を摂るなら、ラディッキオやベルギーエンダイブ、ブロッコリーラーブなどを食事に加えるといいでしょう。他には以下をおすすめします。

・ビタートニック

トリニダード・トバゴで製造されている有名なアンゴスチュラビターズの他にも、質のいいビターが数多くネットで購入できるようになっています。大半のものは、ゲンチアナという、大きな黄色い植物の根のエキス（苦味があり、無害）とアルコールから作られます。ビタートニックは、一般的にはカクテルに使われますが、ノンアルコール飲料に加えたり、マウススプレーとして使用してもいいでしょう。

・ニガウリ（ゴーヤー）

食材店で入手可能ですが、種から簡単に育てることもできます。ニガウリを常食している沖縄の人たちが世界一の長寿を誇っていることからも、その力がうかがい知れるでしょう（中国やインドでも広く食用されています）。比較的苦味の軽い中国のニガウリから食べ始めてから、より苦味の強いインドのニガウリを試してみるといいと思います。

・タンポポ（ダンディライオン）の葉など、キク科の植物

まるでケールのように、栄養も豊富で、食欲をそそる苦味を備えたタンポポの葉ほど健康によい食物は他に類を見ないでしょう。習慣的に摂ることで、健康な生活を維持できること請け合いです。タンポポの葉は健康食材店で入手できますしご自宅の庭から摘んでもいいでしょう。その際には、殺虫剤や除草剤が撒かれていないこと、犬が立ち寄れない場所であることを確認してください。

（参考文献）
Pollan, Michael, "In Defense of Food: An Eater's Manifesto," p. 156, Penguin, 2008.
Mas , Guido," The Wild Medicine Solution: Healing with Aromatic, Bitter and Tonic Plants," Healing Arts Press, 2013
Noam Cohen et al. "T2R38 taste receptor polymorphisms underlie susceptibility to upper respiratory infection." Journal of Clinical Investigation. 2012 Nov 1;122(11):4145-59. doi: 10.1172/JCI64240

もっと知りたい

苦味をもつハーブは代謝（解毒）系を亢進させるためデトックス効果が得られます。本文にある他に、苦味ハーブの代表にはアーティチョークやダンディライオンの根、それにデビルズクロウが知られています。アーティチョークは肝・胆を活性化し、脂質異常症を改善します。ダンディライオンの根はアーティチョークほど苦くありませんが、やはり肝・胆を活性化して体質改善を促し、アレルギー疾患や関節リウマチを改善します。デビルズクローは抗炎症作用をもち、関節炎や関節リウマチを改善します。

抗生物質服用時の飲酒は？

「抗生物質の服用中にお酒を飲むと、処方箋の効果は失われてしまうのでしょうか？」

Weil's A

一般的に、適量であれば、抗生物質の服用中に飲酒しても、その効果に影響はありません。しかし、アルコール・抗生物質ともに胃にとっては刺激物であり、さらに、めまいや眠気を誘発することがあるかもしれません。抗生物質と一緒に摂ることでそういった副作用が増幅されることがあるのです。具体的には、フラジール（メトロニダゾール）、チンダマックス（チニダゾール）、バクトリム（トリメトプリム・スルファメトキサゾール）などの抗生物質とアルコールの組み合わせが、紅潮や頭痛、胃けいれん、吐き気、嘔吐などの深刻な副作用を起こす確率を高めることになります。もし、あなたが現在、抗生物質を服用していて、飲酒によって処方箋の副作用がひどくなってしまわないか心配ならば、まずは主治医や薬剤師に相談してください。飲酒をしても、医師からの処方箋の効果に影響がないということをしっかり確かめておくべきでしょう。

さらに、日常的な飲酒習慣は肝臓に影響し、ある種の抗生物質を含む薬剤の代謝を変化させることがあります。お酒を多量に飲むことが多い方は、とりわけ薬剤の処方前には必ず医師に報告してください。薬の効果を確かなものにするためには、服用量を多少調整する必要があるかもしれません。

覚えておいていただきたいのですが、抗生物質は身体を壊す病原菌だけではなく、身体のために働く胃腸内の有用菌まで処理してしまいます。こういった有益なバクテリアを確保するためには、抗生物質の服用期間中に、プロバイオティクスを摂るとよいでしょう。プロバイオティクスの代表的なものが乳酸菌です。乾燥粉末もしくは液体培養の乳酸菌には消化を助ける働きがあります。使用の際は必ず賞味期限をチェックし、乳酸菌が生育可能な状態か否かを確かめることを忘れずに。製品ラベルに飲み方に関しての指示がなければ、液体の場合はティースプーン1杯、カプセルの場合は2錠を食後に摂ってください。ほんの数日、抗生物質を服用した場合でも、身体と〝仲の良い〟善玉菌を取り戻すため、ぜひ乳酸菌を摂取していただきたいと思います。わたしが特におすすめしたいサプリメントは、ＬＧＧ菌を含むカルチュレルや、バチルス・コアグランス30（ＢＣ―30：有胞子性乳酸菌）を含むものです。これらの菌株は、胃腸内の高酸度環境でも生存することが証明されています。

近年は、抗生物質耐性（抗生物質に対して細菌が耐性を持つことで、効果がなくなること）の問題が取り沙汰されるようになってきました。深刻な細菌感染時に、抗生物質の効果を最大に生かすため、いくつかアドバイスしておきましょう。まず、ウイルス性の上気管感染症に対しては決して抗生物質を服用しないこと。また、ニキビの悩みに服用するのも賢い考えではありませんね（かわりに抗炎症食や、必須脂肪酸の摂取、漢方などをおすすめします）。

軽度の炎症なら、抗生物質に頼るまえに、まずはしっかりと休息をとって植物性の自然薬をお試しください。より多彩な代替療法を求めて、ナチュロパス（自然療法士）や漢方医に相談してもいいでしょう。

もっと知りたい

ワイル博士の抗炎症食とは慢性の炎症を予防し、老年病のリスクを軽減するために考案された食生活指針です。その中でワイル博士は植物性栄養素の摂取すすめています。具体的にはできるだけ有機栽培の野菜や果物、キノコ類を食べること、全てのカラースペクトル、つまり多様な色素成分を含む食品（トマトや橙黄色果物、濃い緑の野菜など）を食べること、それにアブラナ科の野菜（ブロッコリーやキャベツなど）や大豆食品を常食にすることをすすめています。

コレステロール値をおさえるには？

「コレステロール値を下げるには、スタチン系の薬剤を服用するよりも、紅麹を摂ったほうがいいと言われていますが、どう思われますか？　考慮すべき副作用もあるのでしょうか？」

Weil's A

コレステロール値の低下を促す天然サプリメントのなかでも、紅麹エキスは群を抜いて効果的です。紅麹（ベニコウジカビ）は、天然の着色料として、また栄養成分として、中国では古くから親しまれている麹菌のなかまです。天然スタチン成分の宝庫とされていますが、単一分子の有効成分ではなく、複数の成分がミックスされて体内へ届けられるので、スタチン系の薬剤の服用時に危惧される副作用もきわめて起こりにくいのです。

ご存知のかたも多いと思いますが、アメリカで、もっともポピュラーな紅麹エキスであるコレスチンは2001年に食品医薬品局によって販売が禁止されています。含有されている有効成分のひとつであるロバスタチンが、コレスチンが市場に出回った当時、すでに商標登録されていたためです（現在、販売されているコレスチンには紅麹エキスが含まれていません）。紅麹エキス入りのコレスチンは、ヨーロッパでは現在でも入手可能ですし、もちろん、他社の製品で紅麹エキスが含まれているサプリメントも販売されています。サプリメントはアメリカでは規制対象にはなっておらず、より成分の品質への要求も高まっています。そのため、実際には紅麹エキスが含まれておらず、効果の期待できない製品が出回っていることも事実です。サプリメントを試してみて、期待した効果が得られなければ、別の製品に切り替えてもいいですし、スタチン系の薬剤を選択するという手もあると思います。

スタチン系薬剤の代表的な副作用としては、頭痛や消化器系の不調、肝臓の機能障害や筋肉の痛みなどが挙げられます。最後の二つは、時として深刻な症状となることもありますが、大半の人にとってスタチンは忍容性が高い薬物なので、深刻な副作用を催すことはきわめてまれです。過敏なかたは、紅麹エキスを摂取しても同様の副作用を引き起こすことがありますが、わたしの経験から言わせてもらうと、精製成分を摂取した場合と比べれば、副作用を引き起こす可能性はかなり低いですね。

コレステロール制限のためにスタチン、または紅麹エキスのサプリメントを摂っているかたには、コエンザイムQ10を90～120ミリグラムを毎日摂ることをおすすめします。スタチン系の薬剤は、体内のコエンザイム生成を抑制してしまうからです。コエンザイムは、体内におけるエネルギー通貨であるATP（アデノシン三リン酸）の形成に欠かせない物質であり、一部の人が訴える副作用である筋肉痛の一因となることもあります。

どんなサプリメントや薬を服用しようとも、飽和脂肪やトランス脂肪を燃焼させるために、1日に最低でも30分の有酸素運動を欠かさないようにしてください。ほかにも、緑茶を飲む、毎日ひとかけのニンニク（細かく刻んだり、つぶして料理に使う）を食べる、オートブランなどの水溶性食物繊維、オメガ3系脂肪酸を含む食品（サーモンやイワシ、クルミなどに多く含まれています）、葉菜類や新鮮な果物を多く摂る、といった食生活を心がけるだけでも、コレステロール値の低下につながることでしょう。

日本では

コエンザイムQ10は日本薬局方に「ユビデカレノン」の名前で強心薬として収載されていますが、食品としても流通しています。体の中ではHMG－CoAからメバロン酸を経てコレステロールとコエンザイムQ10が生合成されますが、スタチンはHMG－CoAからメバロン酸ができるのを阻害するため、コレステロールだけでなくコエンザイムQ10の生合成も抑制してしまうのです。そこで、コエンザイムQ10をサプリメントで服用することによってその不足を補おうという考え方があります。

オメガ3とオメガ6のバランスは?

「オメガ3系脂肪酸とオメガ6系脂肪酸の違いがわかりません。「オメガ3を豊富に摂ったほうがいい」ということはよく聞きますが、オメガ6はどうなのでしょうか?」

Weil's A

オメガ3もオメガ6も、必須脂肪酸の一種です。つまり、体内では作り出すことができないので、必ず食物から摂らなければならない物質なのです。ともに高度不飽和脂肪酸ですが、化学的な構造は異なっています。現代的な食事情では、オメガ3系脂肪酸を含む食物は非常に少ないため、サーモンやイワシ、ニシン、サバ、タラ、ブルーフィッシュ(ムツ科の魚)などの冷水魚に頼ることになりますね。体に必要なオメガ3には二種類あって、それがEPAとDHAです。ベジタリアンのかたは、オメガ3の前駆体（ALA：α－リノレン酸）が含まれるクルミやフラックスシード（亜麻仁）を摂るといいでしょう。前駆体は体内でEPAとDHAに変換されることになります。EPAとDHAは、免疫機能や血液凝固、細胞の成長や、細胞膜の構成要素をコントロールするホルモンに欠かせない基礎的要素です。

一方、オメガ6は現代的な食品にも豊富であり、種子類やナッツ類、そして、それらから抽出されたオイルに多く含まれています。大豆油などの精製植物油は、アメリカでもスナック菓子やクッキー、クラッカー、デザード類、そしてファーストフードにも使われていますね。とりわけ、大豆油はファーストフードをはじめ、実にさまざまな食品に加工されており、なんと、アメリカ人が摂取するカロリー量のおよそ20％を単独で担っていると言われています。

オメガ3同様、オメガ6からもホルモンがつくられますが、その作用はオメガ3から生成されるものとは逆になります。オメガ6から作られたホルモンは炎症（重要な免疫反応です）や、血栓形成、細胞増殖を促進しますが、オメガ3から作られたホルモンは、これらの機能を低下させるのです。逆の役割を担う二種類のホルモンがバランスをとりあって、正常な健康状態をキープできれば理想的でしょう。

加工食品に過度に依存せず、オメガ3とオメガ6をそれぞれ均等に摂るようにすべきだと栄養学の専門家は主張しています。しかし、わたしに言わせれば、現代人はオメガ6を過剰に摂りすぎている反面、オメガ3の摂取量があまりに不十分です。喘息や冠動脈疾患、がん、自己免疫疾患、神経変性疾患などの増加傾向を見ても、オメガ3とオメガ6の脂肪酸バランスが崩れていることは明らかです。これらの疾患はすべて身体の炎症に由来するものですからね。また、脂肪酸バランスの欠如は、肥満、うつ症状、学習障害、多動性障害を引き起こす原因となるばかりか、暴力的な性格になっていくとも言われています。

しかし、脂肪の消費と精神衛生の関係に詳しい世界的な権威である、アメリカ国立衛生研究所の精神科医、ジョセフ・ヒベルン医師によると、それぞれの脂肪酸をバランスよく適切に摂ることで、そういった症状は改善されていくそうです。アリゾナ大学とコロンビア大学の医学部の協賛で2006年に開催された「栄養と健康」カンファレンスにおいて、ヒベルン博士は、英国の刑務所で囚人に出される食事にオメガ3オイルを加えた結果、所内の暴力騒ぎが37%も低下したという研究を引用していました。

わたしの推奨する抗炎症食を実践することで、必要量の脂肪酸をしっかりと摂ることができるようになるでしょう。しかしながら、加工食品やファーストフード、精製植物油（コーン油、ひまわり油、紅花油など）をなるべく控えて、オメガ6系脂肪酸の摂取量をカットするだけでも差は出てくると思います。調理油やサラダドレッシングとしては、エクストラバージンオリーブ油を使ってください。油分の多い魚や、フィッシュオイルのサプリメント、クルミ（ウォールナッツ）、亜麻仁（フラックスシード）（油）、オメガ3強化卵などをより多く摂るように心がければ、身体も心も、より健康な状態をキープできるでしょう。

日本では

オメガ3系脂肪酸の不足が関節リウマチなどのアレルギー性疾患やその他の慢性の炎症に関与することが知られていますが、からだの症状だけでなく、抑うつや双極性障害、注意欠陥多動性障害などの精神疾患にも関与することが明らかになっています。また炎症と抑うつなどの精神状態を結びつけるファクターとして炎症性サイトカインが注目を集めています。炎症が生じているときに自発的行動が低下するのはエネルギーを温存して治癒に専念するための適応反応とも言えますが、長期化すると支障が生じます。精神疾患を神経の炎症と捉える仮説を神経炎症仮説と言います。

オメガ9系脂肪酸の必要性

「オメガ3とオメガ6系脂肪酸が身体に必要であるということはよく耳にしますが、オメガ9はどうなのでしょうか？　食生活に摂り入れることに何か利点はあるのでしょうか？　オメガ3／オメガ6と比較してどう違うのでしょうか？」

Weil's A

私たちの身体にはオメガ3／オメガ6系脂肪酸が必要なのですが、それらを自身で生成することはできません。これが「必須」脂肪酸とよばれるゆえんであり、必ず食物から摂取しなければなりません。一方、オメガ9は「非必須」脂肪酸とされています。つまり、私たちが食べるものを利用して身体が生成できる脂肪酸であり、オメガ9を摂取するために直接的な食物に依存しなくてもいいのです。主なオメガ9はオレイン酸であり、オリーブ油やキャノーラ油、ピーナッツ油やヒマワリ油に含まれています。

オメガ3はオメガ6と互いの化学構造や機能が異なる多価不飽和脂肪酸であり、現代的な食生活にほとんど含まれていません。主に、サケやイワシ、ニシン、サバ、タラ、ブルーフィッシュなどの冷水魚に含まれています。また、クルミ（ウォールナッツ）や亜麻仁（フラックスシード）（油）には体内で変換されるオメガ3前駆体であるα-リノレン酸が含まれていますね。特に重要なオメガ3にはエイコサペンタエン酸（EPA）とドコサヘキサエン酸（DHA）の2つがあり、これらは免疫機能や血液凝固、細胞形成をコントロールするホルモンや細胞膜の構成要素となります。

オメガ6は種子やナッツ類から抽出した油や穀物飼料で飼育された家畜の肉など、現代の西洋的な食事に過剰と言えるほど含まれています。精製植物油、とくに大豆油は、ファーストフードやスナック菓子、クッキー、クラッカー、その他の甘いお菓子などに多く含まれており、オメガ6過剰摂取の主要因となっているのです。

オメガ6脂肪酸からできるホルモンは、炎症（免疫反応における主要反応）、血液凝固作用、そして細胞増殖を活発化させる傾向があり、オメガ3系脂肪酸にはその逆の傾向があります。私たちの身体は、これらの必須脂肪酸を適切なバランスで摂らなければならないのです。多くの栄養関連の専門家は、加工食品に依存する前に、オメガ3とオメガ6系脂肪酸を大まかにでもバランス良く摂るべきであると考えているようですが、現代人はオメガ6系脂肪酸を摂り過ぎて、オメガ3系脂肪酸不足に陥っています。必須脂肪酸のバランスが大幅に崩れると、喘息や循環器疾患、各種がん、自己免疫疾患、神経変性疾患などに罹患する確率も高まることになるでしょう。これらの症状はすべて、不適切な炎症によるものと考えられています。

オメガ9は悪玉コレステロール値を下げ、善玉コレステロール値を上昇させることで、健康を促進するかもしれない、と言われています。さらに、オメガ9には血糖値をコントロールする働きもあるようです。しかし、オメガ9が必要となる場合、身体は自分でオメガ9を作れるということを覚えておいてください。サプリメントに頼ろうとしてはいけません。実は、オメガ3のサプリメントにはオメガ9が含まれているのです。オメガ3の一部を成しているにすぎない、ということですね。オメガ3、オメガ6、オメガ9のバランスを摂ってくれるサプリメント、などという広告文句に騙されないように。私たちに今必要なのはオメガ3だけです。

日本では

インカインチ油やヘンプ油に含まれるα－リノレン酸や魚油に含まれるEPA、DHAなどのオメガ3系脂肪酸に対してリノール酸を主とするオメガ6系脂肪酸を多く摂り過ぎると炎症体質を招きます。またα－リノレン酸は体内でEPA、DHAに変換されます。なお、日本人の食事摂取基準（2015年版）ではそれぞれの脂肪酸の食事摂取基準を次のように定めています。

オメガ6系脂肪酸の食事摂取基準（g／日）

	目安量	
	男性	女性
18～29（歳）	11	8
30～49（歳）	10	8
50～69（歳）	10	8
70以上（歳）	8	7

オメガ3系脂肪酸の食事摂取基準（g／日）

	目安量	
	男性	女性
18～29（歳）	2.0	1.6
30～49（歳）	2.1	1.6
50～69（歳）	2.4	2.0
70以上（歳）	2.2	1.9

牛乳を飲むとがんになるって本当？

「牛乳とがんの関係性について書かれた矛盾する記事を見かけたのですが。牛乳はがんのリスクを高めるのでしょうか。それとも、逆に軽減してくれるのでしょうか」

Weil's A

面白い質問です。つい先日、ハーバードの研究者が、がんと牛乳・乳製品の関係性について発言し、議論を呼んだばかりですね。モンゴル先住民出身である科学者のガンマー・ダヴァーサンブー博士は、乳牛（とくに妊娠しているもの）の天然エストロゲンの摂取と、人体における乳がんや前立腺がん、精巣がんの発症には何らかの関連性があるかもしれないと話しています。これらはすべて「ホルモン依存性」腫瘍と呼ばれています。つまり、がん細胞がホルモンによって増殖していくタイプですね。

ダヴァーサンブー博士は、世界42カ国における20～29歳の男性を対象に、牛乳やチーズの消費量と精巣がんの罹患率を比較した調査を引用しています。それによると、スイスやデンマークなど、牛乳や乳製品の消費量の多い国の罹患率がもっとも高く、逆に消費量の少ないアルジェリアなどの国では、罹患率が比較的低いと報告されています。さらに、博士は乳製品の消費拡大と前立腺がんによる死亡率増加の関連性も指摘（50年前には10万人あたりの死亡率がほぼゼロだったのが、現在では7％にまで増加）したうえ、さらに乳がんの罹患率と牛乳やチーズの消費にも関係性があるとしています。

天然エストロゲンの効力は、環境エストロゲンの10万倍であり、とりわけ現在の牛乳には豊富に含まれていると博士は強調します。おもな理由として、現在の酪農家は年間300日も乳牛の搾乳を行うということが挙げられるでしょう。しかも、多く場合、搾乳が行われるのは乳牛の妊娠時です。妊娠プロセスが進行すればするほど、牛乳にはエストロゲンが多く含まれることになるのです。ダヴァーサンブー博士によると、妊娠後期の牛からとれる牛乳には、非妊娠時の33倍ものエストロゲンが含まれているとのことです。

アメリカにおいて、含まれるホルモン値がもっとも低いのが（全乳に対して）脱脂乳です。そもそもホルモンは脂溶性なので、脱脂乳のホルモン値が低いのは当然。驚くようなことではありません。モンゴルの酪農家は、年に5ヶ月ほどしか搾乳せず、しかも妊娠後期の乳牛からは搾乳しないといいます。脱脂乳はモンゴルの牛乳に非常に似ているのです。博士によると、アメリカで販売されている牛乳を1ヶ月飲み続けたモンゴル人青年のホルモン値は急増してしまったという報告もあるそうです。

女性の場合は、卵巣がんの罹患が危惧され、看護師健康調査機関とスウェーデンのカロリンスカ研究所が、牛乳の消費量と卵巣がんの関連性を指摘しています（一方、2002年の看護師健康調査によると、閉経前の女性が低脂肪の乳製品を摂れば摂るほど、乳がんの危険性は減少するとされています。しかし、これは閉経後には当てはまらず、閉経前に低かった危険値が閉経以降も続くことはありません）。

いろいろな意味で、オーガニックの牛乳を飲んだ方がいいのですが、オーガニックの牛乳にも、やはり天然ホルモンは含まれています。わたしからのアドバイスとしては、乳製品を控えて、できるだけ牛乳のかわりに豆乳を飲むようにすることですね。

もっと知りたい

豆乳に含まれる大豆イソフラボンはヒトのエストロゲンに比べて活性は弱いのですがエストロゲン受容体に結合します。また食品に含まれるエストロゲン様物質が受容体に結合するのを「イス取りゲーム」の要領で防ぎます。したがってエストロゲン不足の状態ではエストロゲン様作用をもたらし、エストロゲン過剰の状態では抗エストロゲン作用がもたらされます。さらに大豆イソフラボンは組織や臓器に対する特異性があり、脳、骨、心血管系には作用しますが、乳腺や子宮には作用しないため安全性が高いと言えます。大豆イソフラボンは疫学的に乳がんや骨粗鬆症に対する予防効果が報告されていますが、こうしたメカニズムによるものと思われます。

クマジン（ワルファリン）に代わる自然な代替療品は？

「血液希釈剤のクマジンやプラビックスにとって代わる自然の代替品を探しています。実は5年前に発作を起こしたことがあるのですが、この先ずっとクマジンを摂り続けると考えると、嫌になるのです。」

Weil's A

自然の物質で血液凝固阻止効果（血液希釈効果）を有しているものは確かに存在します。しかし、もし私があなただったら、それだけに頼るかどうか、迷うところです。クマジン（ワルファリン）やプラビックス（クロピドグレル）などの薬は、血液を〝薄め〟て、血流を妨げ、卒中や心臓発作につながる血栓の形成を防ぐために処方されます。もし、あなたがそういった命にかかわる深刻な症状を患っていて、前述の薬剤を処方されているのであれば、急に服用をやめるようなことはしないでください。自然のものを試したい場合は、これから血液希釈剤と併用できる方法を私がいくつか挙げますので、必ず主治医の監督のもと、実践してみてください。

血液希釈効果のあることが証明されている自然の物質は、それこそ数えきれないほどあります。例えば、ショウガ、ニンニク、イチョウ（ギンコ）、ドンカイ（当帰《トウキ》）、フィーバーフュー、フィッシュオイル、ビタミンE、毛木耳《アラゲキクラゲ》（乾燥のものが中華食材店などで入手可能です）……すべて血液希釈作用があると言われているのです。しかし、これらの食品に血液を希釈する効果があるといっても、それだけで血液希釈剤の代わりとなるわけではありません。血液希釈薬と効果を比較した臨床試験も実施されたことはないですし、クマジンやプラビックスと同様の作用を期待するのは、どれだけの量を摂ればいいのかもわかっていません。サプリメントも規制があるわけではないので、薬剤と違って異なるブランドのものを一定の分量摂っても、同じ効果が期待できる保証はありませんし、製品によっても効果が一定であるとは限りません。

列挙したような食品を血液希釈剤と併用（願わくば、薬剤の摂取量を減らして）する場合、血液希釈作用が活発化しすぎないよう、極力注意して頂きたいと思います。クマジンをはじめとする主要な血液希釈剤の副作用として最もよく知られているのが、出血のリスク増加です（多くの場合、血便や血尿、歯茎の出血、簡単に痣ができる、といったサインによって確認されます）。実は、血液希釈効果を持つ自然の物質も、同様の副作用を誘発することがあり、血液希釈剤を併用することで、出血リスクの副作用も増強されてしまう恐れがあるのです。だからこそ、併用する場合には特に、出血や血栓形成のモニタリングができる医師の監督が必要となるわけです。

私からのアドバイスですか？　もし現在クマジンを服用していて、特に副作用もなく、問題ないのでしたら、そのまま摂り続けてもいいと思いますよ。

もっと知りたい

本文にもショウガやニンニク、イチョウ葉や当帰など抗凝固作用をもつハーブがたくさん紹介されていますが、一般にハーブや野菜、果物などの植物性食品は血液凝固を抑制する傾向をもちます。ところでアルファルファ（ムラサキウマゴヤシ）などの牧草にはクマリンが含まれていますが、牧草が発酵すると抗凝固作用をもつ二量体のジクマロールが生成し、これをもとに開発したのがワルファリンです。つまりワルファリンは医薬品ですが産みの親はハーブだったのです。

天然の記憶力増進剤？

「フペルジンAは本当に記憶力増進に効くのですか？」

Weil's A

フペルジンAは、インド・東南アジア原産のトウゲシバという植物のエキスから作られるサプリメントです。トウゲシバは古くから、打撲や筋肉の痛み、腫れ、リウマチ、風邪などの治療、または筋肉や腱の緩解、血液循環の促進改善などに利用されています。最近では中国にて、このハーブ（チェン・ツェン・ター）は、統合失調症や有機リン中毒（殺虫剤や除草剤による）、重症筋無力症、自己免疫性疾患（運動時に筋肉が衰弱・疲労化し、時間とともに改善するのが特徴）などの治療に使われています。

植物由来のフペルジンAは、コリンエステラーゼ阻害剤として機能することから、記憶力増強剤として宣伝されています。つまり、FDA（食品医薬品局）が認可しているアルツハイマー治療薬と同じように、神経伝達物質に効くということです。これらの薬剤は、神経が脳内とその他の身体部位とのコミュニケーションに利用する化学物質であるアセチルコリンの値を増加させる効果があります。しかしながら、軽度〜中等度のアルツハイマー病におけるフペルジンAの効果を調査したアメリカ初の大規模臨床実験では、その効果はプラセボと大差ないという結果が導き出されています。一方で、短期治療（8週間）ではアルツハイマー患者の記憶力と思考力に多少の改善があったと報告している研究もあり、さらに中国からの研究報告でも、記憶障害が報告された中等学校の生徒において、フペルジンA投与による改善が見られたとされています。

フペルジンAによる記憶力改善効果と長期服用によるリスク解明には、より多くの、より大規模な研究が求められます。現在、数多くのフペルジンA研究が計画中であり、被験者を募っています。フペルジンAとアルツハイマー治療薬剤の併用を試験する研究も進められており、この組み合わせが現在利用されている薬理治療より効果的であると実証されることを願うばかりです。FDAが認可しているアルツハイマー処方薬で、フペルジンAと同様の効果があるものには、ドネペジル（商品名：アリセプト）、リバスチグミン（エクセロン）、ガランタミン（ラザダイン）があります。これらの薬剤を服用中の方は、フペルジンAを服用すべきではありません。

フペルジンAの代表的な副作用としては、吐き気、下痢、嘔吐、発汗、視覚障害、不明瞭言語、不穏状態、食欲不振、筋肉繊維のひきつり・収縮、痙攣、尿失禁、高血圧、心拍数減少などが挙げられます。

もっと知りたい

アルツハイマー型認知症に用いられるドネペジル（商品名アリセプト）の作用機序は神経伝達物質であるアセチルコリンを分解する酵素であるアセチルコリンエステラーゼの働きを阻害することによって脳内のアセチルコリンの濃度を高め、神経伝達を促進するためとされています。フペルジンAもこれと同様の働きをもつとされるため、ドネペジルを服用しているひとがフペルジンAを服用した場合には医薬品とハーブの相互作用により、理論上は作用が強く表れすぎてしまう危険性があることから併用は不可とされます。

むくみに効く天然の利尿剤？

「身体から水分の排出を促してくれる天然の利尿剤について教えてください」

Weil's A

利尿剤（天然のものでも、人工合成のものでも）は、ふつうは体外に排出される尿の産生を促進する作用をもつ物質のことです。通常は、腎臓によって血中から水分とナトリウムイオン・カリウムイオンがろ過されて、尿が作られます。複雑なプロセスを経て、腎臓は一定量のナトリウムイオン・カリウムイオン、そして水分を血中に戻しますから、体内のイオンと水分のバランスは維持されます。残りの水分が尿として膀胱へ向かうのです。

しかし、病気によって腎臓への血流が鈍ると、水分貯留状態となり、利尿薬が処方されるでしょう。ご存知かもしれませんが、高血圧や肝疾患、うっ血性心不全などの症状も体液貯留が原因であり、利尿剤が処方されます。

なぜ天然の利尿剤が必要なのか、この質問者は明記していませんが、実は、利尿剤をダイエットに使おうとしている人から、よく尋ねられる質問です。もしダイエット目的で利尿剤を使おうとしているなら、知っておいて欲しいのですが、たとえ利尿剤で減量に成功したとしても、その効果は一時的なものにすぎません。効果を長続きさせようと、利尿剤を濫用しようものなら、脱水症状を起こして、腎臓への負担は倍増し、電解質（ナトリウムやカリウムなど）のバランスも崩れることになるでしょう。すると、心臓や腎臓、肝臓の機能に致命的な障害を起こしかねません。電解質のバランスが崩れると、心不全や突然死のリスクが急激に上昇するのです。

あくまでアドバイスですが、月経前の鼓脹（おなかのゴロゴロ）に伴う水分貯留を解決したいなら、利尿剤よりも、まずは、高ナトリウム値の食べ物を控えることから始めるといいと思います。

カフェインやアルコールを含む飲料には利尿作用があり、他にも利尿作用のある食物としては、セロリ、タマネギ、ナス、アスパラガス、スイカなどが知られています。さらに、ホーソン（サンザシ）やコーンシルク（トウモロコシの毛）、パセリなどのハーブも天然の利尿剤として使われており、中でも、ホーソンの利尿作用はもっとも強力です。しかしながら、利尿剤を処方されるような健康問題にお悩みならば、自分で代替療法を試す前に、まず担当医の意見に耳を傾けたほうが賢明でしょう。

もっと知りたい

一般にハーブにはフラボノイドやカリウムなど利尿作用をもつ成分が含まれています。したがって種類に関係なく、ハーブティーには穏やかな利尿効果があると言えます。特に利尿作用を目的に用いられるハーブとしては本文にあるものの他にスギナやネトル、クミスクチンが知られています。スギナは利尿作用の他に結合組織を強化し、ネトルは体の中の老廃物を排出して体質改善をもたらします。またクミスクチンはむくみをとるだけでなく腎臓の機能を高めるといった特徴があります。

Q サプリメントを摂るべき時間は？

「すべての必要なサプリメントはその日の朝に摂ってしまうべきなのでしょうか？ それとも1日を通して摂るべきですか？ サプリメントを摂る前に食事を摂った場合、何か問題があるのでしょうか？」

Weil's A

私が思うに、大抵の場合は、一気に摂る必要はなく、何回かに分ければいいと思います。もし、あなたが通常6種以上のサプリメントを摂っているのであれば、むしろ、分けた方がいいかもしれません。吸収を促進し、胃への負担を最小限にとどめるため、脂肪を含む食事と一緒に摂るように私はいつもアドバイスしています。これは、脂溶性ビタミン（A、D、E、K）の場合、とりわけ重要なポイントなのです。ビタミンやミネラルのサプリメントは、特にすきっ腹のときには、吐き気や胸やけなど、消化器系の障害を起こすことがあります。

基本的に、サプリメントを摂るのにベストな時間を決定づけるルールはありません。多くの人が同意しているのであれば、それに倣うのがよい、と私ならアドバイスするでしょう。サプリメントを摂るのを忘れないよう、朝の習慣として一日の始まりである朝食時に飲むという人は多いようです。しかし、胃が空っぽのときに、あまりに多くのサプリメントを軽い朝食とともに摂ると、消化不良の原因となります。もし、そういう症状が起こったら、昼食もしくは夕食時に摂るとよいでしょう。

以下、具体的な抗酸化ビタミンやミネラルのサプリメント摂取に関する私からのアドバイスです。

- **ビタミンC**：1日200～500ミリグラム（2回に分ける）。ビタミンCは水溶性であり、体内に吸収されない分はすぐに体外に排出されます。特にストレスに悩んでいる方や、喫煙環境など空気の悪い環境にいることが多い方、普段の食生活で5種類以上の野菜や果物を摂れていない方は、多めに摂取したほうがいいかもしれません。

●**ビタミンE**：1日に天然トコフェロール合剤400ＩＵ（もしくは、最低でも80ミリグラムのトコフェロール・トコトリエノール合剤）。ビタミンＥは脂容性であり、吸収されるには脂肪分を含む食事と一緒に摂らなければなりません。私は昼食か夕食時にビタミンＥを摂っています。

●**セレン**：1日に200マイクログラム。セレンは抗酸化成分と抗がん成分を含む微量ミネラルです。セレンとビタミンＥは互いの吸収を助けあうので、一緒に摂ってください。1日に400マイクログラム以上の量のセレンを摂取してはいけません。

●**混合カロチン**：1日に15000ＩＵ。健康食品店などで入手できる自然のものをおすすめします。ラベルを見て、リコピン（トマトの赤い色素で、前立腺がんを防ぐ働きがある）とルテイン（白内障や加齢黄斑変性を防ぐ働きがある）が含まれていることを確認してください。私は朝食時に摂るようにしています。

副作用を低減もしくは防ぐためには、以下のルールに従ってください。

- 特別な指示がない限り、サプリメントは食事中もしくは食後に摂ってください。もちろん、水分も忘れず多量に摂ってください。
- サプリメントごとの服用指示に従うこと。個人の健康ニーズによって、朝用、昼用、夜用と、飲む時間が指示されていることもあります。サプリメントの効果を最大限に得るためには、パッケージの指示にある時間帯に摂取してください。
- 処方された薬剤と何らかの反応を起こすサプリメントもあるかもしれません。ラベルをよく読み、何か不安な点があれば、薬局に相談してください。

もっと知りたい

ハーブサプリメントではセントジョンズワートやミルクシスル、ソウパルメットなど脂溶性成分が重要なものは食後に服用します。イブニングプリムローズ（月見草）油も必ず食後に服用します。ハーブティーの場合は水溶性成分なので一度に大量に摂取してもすぐに代謝、排泄されてしまうため、1日2～3回に分けて服用します。服用する時間は吸収の良さを考えると早朝空腹時と就寝前、それに昼食の数時間後ということになりますが、一般的には1日3回毎食後ということで良いでしょう。

Q サプリメントの摂り過ぎに注意？

「サプリメントに〝摂り過ぎ〟はあるのでしょうか？　ある種のビタミンやミネラルは1日の服用量の10倍（もしくはそれ以上）という制限があるようですが。習慣的にこの分量を摂っていたら、身体に害を及ぼすことになるのでしょうか。」

Weil's A

はい、ある種のビタミンやミネラルのサプリメントの過剰摂取はあり得ることで、習慣的に多量に摂取していれば、健康問題を引き起こすこともあるでしょう。アリゾナセンタークリニックでも、買い物袋いっぱいのサプリメントを抱えた患者さんを見かけることがあります。なぜその（特定の）サプリメントを服用しているのか？　と理由を聞くと、大抵は「わからない」とか、「ラジオのCMで聞いたから」とか、「友人も使っているから」といった答えが返ってきます。

以下のビタミンやミネラルのサプリメントは過剰に摂取すると身体に害を及ぼすことがあります。注意してください。

●**鉄分**：医師によるテストで鉄欠乏性貧血と診断され、貧血の原因が特定されたうえで、服用をアドバイスされない限り、鉄のサプリメントを摂取してはいけません。鉄は、（出血を除き）体内から排除することができない、数少ないミネラルのひとつであり、身体に蓄積されてしまうと、すぐに毒性レベルが上昇します。鉄は、がんや心臓病のリスクを高める酸化物質なのです。閉経前の月経過多に悩まされている場合を除き、鉄分を含むマルチビタミン／マルチミネラルの類は避けた方がいいでしょう。

●**ビタミンA**：ある種の脂容性ビタミン、とくにレチノールやレチノイン酸も、過剰もしくは慢性的な摂取によって、毒性となることがあります。これらが体内に堆積すると、脱毛や錯乱、肝臓障害、骨喪失などにつながってしまうのです。北極の先住民は、ビタミンA過剰症（器官のレチノール量が高くなること。死に至ることもある）にかからないようにするために、北極熊の肝臓は食用とせず、処分するそうです。ビタミンA過剰症は、めまいや不活発性、易刺激性、強い頭痛、骨の痛み、視力障害、吐き気などの症状をもたらします。さらに、最も恐ろしいのは、皮膚がどんどん剥げ落ちていくことです。足の裏の皮膚さえ例外ではありません。ひどい場合は、肝臓に障害を引き起こし、出血や、昏睡状態、死に至ることもあります。レチノールやレチノイン酸の代わりに、βカロチンなど植物由来のビタミンA前駆体を（混合カロチンに加えて）摂るとよいでしょう。

●ビタミンE：強力な脂容性抗酸化物質であり、多量に摂取することにより、身体の凝血機能が阻害され、血液希釈剤やアスピリンを処方されている方には危険が及ぶことにもなるでしょう。これらを処方されている場合は、医者の監督のもとで、ビタミンEのサプリメントを服用してください。

●ビタミンB群：脂容性ビタミンとは異なり、水溶性のビタミンBは身体に堆積することはありません。しかし、多量に摂りすぎると、やはり問題が発生します。B_6の摂り過ぎは神経に損傷が及ぶこともあるのです。1日に300ミリグラム以下の摂取量であれば問題ないでしょう。コレステロール値を下げるナイアシン（B_3）を1日に2000～3000ミリグラム摂ると、一時的な嘔吐症状や黄疸、肝臓の酵素値上昇などにつながり、肝炎に似た症状を起こすこともあります。妊娠している場合、または、潰瘍や痛風、糖尿、胆のうや肝臓の疾患を抱えている場合は、タイムリリース（有効成分が体内で時間をかけてゆっくり吸収されるように加工されている）のナイアシンを多量に摂ることは避けてください。コレステロール値を低下させることを目的にナイアシンを摂る場合は、必ず医師の監督のもと、治療・服用前に肝機能テストを実施していることが大前提となります。

もっと知りたい

脂溶性成分と水溶性成分では前者の方が過剰摂取に注意が必要です。その意味でハーブティーよりも脂溶性成分を含んだハーブサプリメントの方が注意が必要ということになります。またビタミンやミネラルなどの栄養素は本文にあるような過剰摂取に至らない範囲において基本的にはたくさん摂取した方が良いのですが、非栄養素である植物化学（フィトケミカル）成分は必ずしも効果が用量依存にはならず至適用量がある場合もあります。サプリメントは用法・用量を守って摂取しましょう。

サプリメントからの小休止？

「健康のため、またはビタミンの効能を維持するために、数週間から数ヵ月、毎日のビタミン・ミネラルサプリメント摂取をお休みすることについて、どう思われますか？」

Weil's A

毎日摂っているビタミンやミネラルのサプリメントをお休みすることは、あまりおすすめできませんね。毎日摂り続けてもサプリメントの効能が失われることはありませんし、サプリメントによって供給される微量栄養素を身体は求めているのです。

サプリメントを摂ることの根本的な理由は、第一に食生活における栄養素のギャップを埋める保険、そして環境的な毒素汚染からの保護を得ることにあります。必要な栄養素を食生活から十分に摂ることができれば、それが理想的ですし、もし、バラエティに富んだ栄養豊富な新鮮野菜・果物を存分に含む食生活を送ることができるのであれば、それに越したことはありません。しかし、あくまでも、〝もし〟それが可能でなら、の話です。多くの作物は、十分な栄養価を有しているとは言えませんし、その栽培方法（土の管理や化学肥料の使用など）によっても、栄養が減ってしまうことがあるのです。アルコールやたばこ、カフェインに依存している場合、または大きなストレスを抱えている、もしくは体調がすぐれないとき、微量栄養素が必要となります。もしかすると、身体を守る植物栄養素は、食生活から摂取できる栄養よりも効果が大きいかもしれません。このような全ての多様性を考慮すると、身体に必要なものを確実に摂取するためには、マルチビタミンやミネラルのサプリメントを摂るのが一番なのです。

逆に、覚えておかなければならないのは、ビタミンやミネラル、またはその他の栄養サプリメントの類は、新鮮な果物や野菜が不足した不健康でバランスのとれていない食生活を埋め合わせるものではない、ということです。

ハーブ系のサプリメントを習慣的に摂っている方は、あまり頻繁に摂り過ぎていると、その効果は失われていくということを覚えておいてください。メディカルハーブは食物や栄養サプリメントとは違い、希釈した自然薬であると考えた方がいいでしょうね。だからこそ、メディカルハーブは、医薬品以上に、特別な理由もなくむやみに服用してはいけないのです。メディカルハーブを利用する際は、効果には個人差があるということを頭に入れておくべきでしょう。自身の体験を参考に、自分の身体に一定の効果をもたらすブランドのものを利用するのが一番です。

この「メディカルハーブは特別な理由なしに使うべきではない」というルールには例外もあります。すなわち、強壮ハーブやアダプトゲン（朝鮮人参やアシュワガンダなど）と呼ばれる、正常の治癒系の維持に役立つものですね。また、免疫系を補強するキノコ類も大丈夫です。試しに、滋養のあるこれらのハーブを最低2カ月ほど定期的に摂ってみるといいでしょう。もしかすると、明らかな変化が、健康的な感覚、エネルギーに満ち溢れる感覚としてひしひしと表れてくるかもしれません。さらには、身体的または心理的なストレスに対する反応が改善し、病気にかかりにくくなることで、滋養効果を実感することになるでしょう。

もっと知りたい

ヒトが食生活で摂取するものはエネルギー源となる炭水化物、脂質、タンパク質にビタミン、ミネラルを加えた5大栄養素と食物繊維、それに植物化学（フィトケミカル）成分の7つのグループに大別できます。このことからも、がんに対するビタミンCの大量投与などの特殊なケースを除いて、ビタミンやミネラルのサプリメントとハーブサプリメントは別のカテゴリーと捉え、ハーブサプリメントは「解決すべき明確な課題」に対して服用するものと考えると良いでしょう。そうは言っても、緑茶などは一生飲み続けるものなので、要は個々のハーブの特徴や役割りを良く知って使いこなすことが大切です。

もっとも危険なサプリメント

「最近、コンシューマー・レポート誌の『もっとも危険なサプリメント12種』という記事を読みました。カヴァやロベリアも含まれるこれら12種のサプリメントについて、どう思われますか?」

Weil's A

私も、コンシューマー・レポートの記事に目を通しましたが、避けるべきサプリメントとしてリストアップされているものの大半には私も同意します。その中でも、以下のサプリメントについては、私のウェブサイトの中でも言及しています。

・カヴァ
・ロベリア

・フキタンポポ（コルツフット）
・チャパラル
・コロイダルシルバー
・コンフリー
・ヨヒンベ
・ビターオレンジ（ダイダイ）
念のため、残り4種についても私の意見を述べておきます。

●アコナイト（トリカブト）：アコナイトは、漢方やアーユルヴェーダにおいて、関節炎、がん、痛風、炎症、偏頭痛、神経痛、リウマチ、坐骨神経痛などに起因する痛みに対し少量に限り使用されています。アコナイトは、モンクスフード（トリカブト）という有毒植物に由来します。循環器系、神経系症状における麻酔や治療用途としての有効性を裏付ける根拠は、臨床研究から導き出されていません。アコナイトは、心拍異常や心不全を引き起こす可能性があり、場合によっては、死に至ることもあります。外用薬としての使用でも危険です。

・**カントリーマロウ**：このハーブには、エフェドリンという有害な刺激物が含まれています。その理由から、２００４年、ＦＤＡ（食品医薬品局）はカントリーマロウ、エフェドラ、エフェドリンを含むすべての製品の販売を禁止しています。発売禁止のアナウンス時、ＦＤＡは短期の減量効果を除き、明らかな効果が研究から実証されていないことを述べており、さらに血圧上昇や心臓へのストレスなど、減量に伴う危険な副作用にも言及しています。

・**クサノオウ**：このハーブの根、葉、汁はマイルドな鎮静剤として使用され、さらに胆石の形成防止、さらに腸をはじめとする消化器系の疾患、肝臓疾患、眼の刺激など多様な疾患の治療に使用されています。クサノオウは白癬、いぼなどの皮膚症状の治療、さらに抗ウイルス薬と組み合わせて、ヘルペスやＨＩＶ、エプスタイン・バー・ウイルスの治療にも利用されます。ウクラインという商品に含まれているクサノオウのアルカロイドは、がん治療に効果的と宣伝されていますが、その効果を実証した研究を私は目にしたことがありません。クサノオウは、肝炎を起こすこともあるとの報告もあり、その他、原因不明の疾患の原因となっている可能性も疑われます。人によっては、湿疹やかゆみ、深刻なアレルギー反応を引き起こすこともあります。

・ゲルマニウム：電子機器の製造に使用される微量元素であるゲルマニウムは、ビタミンOとして販売されていることがありますが、腎臓や肝臓のダメージと関連しています。また、ゲルマニウムは、白血病やその他のタイプのがん、喘息、糖尿病、高血圧、心不全、パーキンソン病、神経痛、慢性疲労、肝炎、肝硬変、ノイローゼなどの治療として宣伝されています。さらに、天然の抗がん物質であるインターフェロンの生成を刺激し、外来の細菌に立ち向かう免疫系のナチュラルキラー細胞を促進するとプロモーターはうたっていますが、それを裏付ける科学的根拠は確認されていません。

もっと知りたい

コンフリーは青汁にしたり天ぷらにするなど食品として用いられた歴史がありますが、肝毒性をもつピロリジジンアルカロイドという成分を含むため、注意が必要です。ビターオレンジ（ダイダイ）の果皮は芳香成分と苦味成分を含むため、芳香性苦味健胃薬として消化器系の機能障害に用いられます。ただしビターオレンジの果皮に含まれるシネフリンというアルカロイドをダイエットの目的などでサプリメントで集中的に摂ると心臓発作など重篤な副作用を起こすので注意が必要です。なお、コロイダルシルバーとゲルマニウムは鉱物（元素）であり植物製剤ではありません。

Q 高齢者用のサプリメント?

「〝シルバー〟や〝プラチナム〟などとラベル書いてある、特定の年齢層向けのサプリメントが売られているのを見かけます。これには何か理由があるのでしょうか? 年をとると、また別の栄養が必要となるのでしょうか? 高齢者用サプリメントの調合は成分量も増えているのでしょうか?」

Weil's A

年をとると、別の栄養素が必要になるわけではなく、加齢による身体的な変化などに伴い、それを補うために服用量を調整しなければいけないことがあります。あなたの質問に関して、栄養サプリメントなどの世界的権威でもあるロードッグ博士に話を聞いてみました。彼女によると、人間は年をとると、皮膚がビタミンDを生成しにくくなるそうです。さらに、高齢になればなるほど、屋内で過ごす時間が長くなります。その結果、ビタミンDの生成を促進するのに十分な太陽を浴びることができなくなってしまします。ビタミンDには、カルシウムの吸収を助け、骨石灰化を促進する栄養素です。ビタミンDの欠乏は、骨粗鬆症などの進行につながる恐れもあります。また、ビタミンDには免疫系を補強し、高血圧や乾癬、自己免疫性疾患（多発性硬化症、関節リウマチ等）を含む、無数の深刻な疾患から身体を守ってくれる働きがあり、さらに、がん予防にも重要な役割を果たすことが、多くの根拠から示されています（18種類ものがん症状とビタミンD欠乏の関連性が研究から示されているのです）。

高齢になると、若い時ほど簡単に吸収されなくなるビタミンとしては、ビタミンBも挙げられます。ここで問題となるのは、我々の身体はビタミンB_{12}を問題なく吸収するためには胃酸が重要な役割を果たすことになるのですが、加齢により、胃酸の分泌量が低下してしまう、ということです。さらに、胸やけや胃酸の逆流に悩まされている場合、市販もしくは処方箋としてプロトンポンプ阻害薬（PPIs）やヒスタミンH2受容体拮抗薬（H2RAs）を服用している可能性があります。これらの薬は、胃酸の分泌を抑制することによって働くため、ビタミンB_{12}欠乏症のリスクも高められてしまうのです。米国医師会雑誌（JAMA）誌の2013年12月11日号に掲載の研究によると、PPIsを2年以上服用していると、欠乏症のリスクは65％まで高められるそうです。一方、H2RAs の場合は25％高まることもわかっています。

更年期を過ぎると、エストロゲン値が低下し、女性のカルシウム吸収量も減少します。クエン酸カルシウムのサプリメント500～700ミリグラムを2回、計１０００～１２００ミリグラムの量を食事とともに摂ることをおすすめします（食物から摂っても構いません）。男性にはカルシウムのサプリメントはおすすめできません（医者からのアドバイスがあった場合を除く）。かわりに男性の皆さんには、一日に500～600ミリグラムのカルシウムを食物から摂っていただきたいと思います。

さらに、ロードッグ博士によると月経期を過ぎた女性は、遺伝形質によって鉄分を過剰に貯めてしまう方もいるため、専門家からの指示がない限りは、鉄のサプリメントを摂るべきではないそうです。鉄分値が高いと、ある種のがんリスクが高まることを提示した研究もあります。

私とロードッグ先生の共通見解として、基本的にほとんどの栄養は食物から摂るようにすべきである、ということが言えます。しかし、年をとるごとに、昔ほど簡単に栄養を摂ることはできなくなってしまうものです。だからこそ、このように、潜在的な欠乏を防ぐために作られたサプリメントが必要となることもあるわけです。

もっと知りたい

高齢者やストレス環境下に置かれているひとの健康を守る目的では、アダプトゲン作用を持つハーブが用いられます。アダプトゲンとは適応素と訳され、①長期にわたって服用しても無害である②視床下部ー下垂体ー副腎系を強化してストレスに対する適応力を非特異的に向上させる③さまざまな機能を調整して恒常性を維持する方向に作用するといった特徴をもつものを言います。アダプトゲン作用をもつハーブとしては朝鮮人参、アメリカ人参、エゾウコギ（シベリア人参）やアシュワガンダ、ホーリーバジル、ゴツコラ（センテラ）、それに霊芝、冬虫夏草、チャーガなどが知られています。

セロトニンの分泌を促すサプリメント？

「睡眠薬の退薬とうつの改善に5－HTPは効果的なのでしょうか？　また、5－HTPと組み合わせてセロトニンの補充に効果的な食べ物はありますか？」

Weil's A

栄養サプリメントである5－HTP（5－ヒドロキシトリプトファン）は、不眠症やうつ、偏頭痛、肥満、そして小児における注意欠陥・多動性障害の治療に効果的であるとうたわれています。5－HTPはアミノ酸のトリプトファンからの派生物であり、実は、牛肉や鳥肉、魚、乳製品、またはその他の高タンパク食品に含まれているトリプトファンから体内でも作ることができる物質です。

脳内において、5－HTPは神経伝達物質であるセロトニンに変換されます。セロトニンは、気分や睡眠、食欲をコントロールする効果があり、セロトニン値の低下は鬱症状や強迫性障害、攻撃的行動、自殺、多動性障害、偏頭痛などと関連付けられています。プロザックやゾロフト、パキシルなどの抗うつ薬は、脳内のセロトニン値を増加させることで作用するもので、偏頭痛などその他の低セロトニン関連疾患の治療にも利用されます。

今日、市販されている5－HTPはアフリカ原産のグリフォニア（バンデリア豆）という植物の種から精製されており、アメリカ市場には、FDA（食品医薬品局）がトリプトフェンのサプリメントの販売を禁止してから5年後の1994年に登場しました。FDAによる販売禁止措置は、トリプトフェンのサプリメントと好酸球増加筋肉痛症候群（EMS）という、致死性のある珍しい疾患の疫学的な関係性によるものでした。日本からの輸入サプリメントの不純物が原因とされています（昭和電工によるトリプトファン事件）。

5－HTPは、トリプトファンよりも、うつ症状や睡眠障害の改善、そして、おそらくは睡眠薬の退薬にも効果的であると販売業者は宣伝しています。しかし、広告にあるような効果を実証したという研究を私は見たことがありません。抗うつ薬（どのようなタイプのものであれ）を服用している場合は、医師の監督・許可なしに5－HTPを摂取すべきではないでしょう。副作用として、吐き気、便秘、鼓腸、眠気、性欲減退などが挙げられます。服用量が多い場合、5－HTPは肝障害を起こしたり、喘息を悪化させたりすることもあります。妊娠中の女性や妊娠希望の女性も、摂取すべきではないでしょう。

食物に関して言えば、５－ＨＴＰと一緒に摂っても摂らなくても、高炭水化物の食事はセロトニン値を高めるとされていますが、個人差があるようです。私なら、セロトニン値を高めるのに、食物に頼ることはありません。キャンディー・バーなどを食べれば、一時的にセロトニン分泌は促進されるかもしれませんが、長くは続かないでしょう。複合糖質の影響は、さらに不明確です。皮肉なことに、高タンパクの食物にはトリプトファンが含まれているのと同時に、セロトニンの合成をブロックしてしまう作用があることもわかっています。

軽度から中等度のうつ症状にお悩みの場合は、運動やセントジョンズワート、SAMeなどのケアをおすすめします。５－ＨＴＰよりも効果的です。５－ＨＴＰが効果的だと宣伝されている症状を患っていて、その程度が著しい場合、まずは医師に救いを求めたほうがいいでしょう。５－ＨＴＰ、もしくは食生活からセロトニン値を上昇させようとするのは、ベストな方法ではないと思います。

もっと知りたい

セロトニンは正式には5-ヒドロキシトリプタミン（略称5-HT）といい、必須アミノ酸のトリプトファンから5-ヒドロキシトリプトファン（略称5-HTP）を経て生合成されます。うつ病がセロトニンなどの脳内の神経伝達物質の働きの低下によるものとする考え方をセロトニン仮説と言います。SAMe（S-アデノシルメチオニン）はメチオニンとアデノシンが結合した化合物で抑うつや肝疾患、変形性関節症などに用いられます。軽度から中等度のうつに用いられるハーブにはセントジョンズワートの他にサフランやイチョウ葉などが知られています。

ＯＰＣ-３はＡＤＨＤ治療用の抗酸化サプリメント？

「注意欠陥多動性障害にＯＰＣ－３は有効なのでしょうか？」

Weil's A

ＯＰＣとは〝Oligomeric Proanthocyanidins（オリゴメリックプロアントシアニジン）〟の略で、グレープシードのエキスに含まれる強力な抗酸化成分グループのことです。フリーラジカルによる損傷が原因である疾患の治療に有効であるとインターネット上で大々的に宣伝されています。この成分は、血管により強い弾性を与えて、血液の漏出を防いでくれるため、静脈瘤などによる脚の腫れをやわらげてくれることが研究により明らかにされています。

しかし、ＯＰＣ－３（ＯＰＣの独特な製剤の名称）が注意欠陥多動性障害（ＡＤＨＤ）の治療に効果的だというのは初耳です。そこで、わたしの同僚であり、アリゾナ州ツーソンでＡＤＨＤの子供を治療している小児科医、サンディー・ニューマーク先生に話を聞いてみたのですが、ＯＰＣ－３が多動性障害の治療に有効であることを調査した研究は見たこともないし、実際にＯＰＣ－３をＡＤＨＤの治療に使っている医師も知らない、という答えが返ってきました。

ニューマーク先生は、ＡＤＨＤの子供たち全員に、オメガ３のサプリメントを摂るようすすめているそうです。ＡＤＨＤの子供における血漿と赤血球に含まれるオメガ3値は、一般の子供よりも低く、オーストラリアで実施された最近の研究は、ＡＤＨＤ患者に処方されるリタリンやコンサータなどの薬剤よりも、オメガ3サプリメントを服用した方が、症状の改善に効果的であることを示しています。

２００６年8月、わたしが報告させていただいた、オーストラリアからの研究報告によると、オメガ3を含むフィッシュオイルとイブニングプリムローズ油（オメガ6）の組み合わせを7～12歳の子供132名に摂らせたところ、その行動パターンに大きな改善がみられたそうです。30日におよぶ試験期間が終わったあと、対象の子供グループの半分の親から、状態は改善したとの報告を受けたのです。実際、研究グループによると、フィッシュオイルを30週間にわたって摂り続けた子供の40

～50％に改善が確認され、たった15週間だけフィッシュオイルを摂り続けた子供でも、その30～40％に改善が見られたそうです。

また、ニューマーク先生は、オメガ3系脂肪酸に加えて、胃腸の調子を安定させる善玉菌源として、できるだけ品質のよいマルチビタミンやプロバイオティクスの服用もすすめています。わたしからは、カルチュレル（健康食品店などで入手できます）など、LGG乳酸菌を含んだものをおすすめしておきましょう。ニューマーク先生は、睡眠障害をかかえるADHDの子供にはバレリアン、うつ症状をかかえる子供にはセントジョンズワート（12歳以下の場合は、半分の服用量）など、ハーブ製剤を使用することもあるそうです。

足早に治療を始めてしまう前に、自分の子供のはちゃめちゃな行動パターンの原因が、本当にADHDにあるのかどうかをしっかり確認することが重要です。家の中で何か問題を抱えていたり、学習障害によるフラストレーションがあったりする可能性もあります。まずは、聴覚障害、視覚障害、アレルギー、甲状腺障害、うつなど、あらゆる問題の可能性を取り除いていくことから始めましょう。たとえば、ギフテッド（先天的に飛び抜けた能力を持つ子供。天才児）の場合、退屈であることも大きな問題なのです。わたしが親だったら、安易に薬剤治療やOPC－3のような根拠のない治療法を試すより、このようなルートで改善を目指していくでしょうね。

もっと知りたい

自閉症やアスペルガー症候群などの広汎性発達障害や注意欠陥多動性障害の小児に向精神薬が処方されるケースが増加しています。しかし小児を対象とした治験が行われている医薬品は少なく、また副作用が問題となるため植物療法や栄養療法、心理療法などの非薬物療法によるアプローチが求められています。本文にあるように鎮静作用をもつバレリアンや抗うつ作用をもつセントジョンズワートの他、アロマセラピーやバッチ博士の花療法などの活用が試みられています。

世界最高の果実、アサイーとは?

「世界一の栄養価を誇ると言われているアサイーについて、どう思われますか? 自然健康食品店などでアサイージュースが売られているのを見かけるようになりましたが、わかることと言えば、とても高いということくらいです」

Weil's A

アサイーはブラジル原産のベリーで、その高い抗酸化作用がインターネット上で騒がれたことがありました。含まれる抗酸化成分は、赤ぶどうの10倍、赤ワインの10〜30倍とも言われており、今や、ダイエットやコレステロール値の低下を促進し、さらに士気を高める作用があるとして大々的に宣伝されています。

ベリーの抗酸化作用を調査しているフロリダ大学の研究員、スティーブン・タルコット氏によると、ブラジル先住民の間で、アサイーは古くから消化器系症状の治療に使われていたそうです。彼の研究チームは、アサイーベリーのエキスが白血病の細胞を自然消滅させることを実験から示しました。タルコット氏は、「人体における白血病予防に効果的なのかどうかを、実験から導きだすことはできなかった」としながらも、アサイーベリーは細胞培養させたがん細胞に対して非常に理想的にはたらいており、おそらく人体にも利点があるだろうとコメントしています。これほどの効果が実験によって示された物質は過去になく、医療にとって画期的な前進と言えましょう。今後、その根拠をさらに固めるための研究が次々に実施されることを願ってやみません。

現在、タルコット氏は、人体に対するアサイーの抗酸化作用に関する調査を進めています。具体的には、成分の血中への吸収、そして血圧やコレステロール値、そのほかの健康指標への影響を測定することです。

アサイーベリーは腐敗が非常に速く、古くから、現地では摘み取ってすぐのベリーが使用されています。そのため、ブラジル国外ではその果汁、もしくは果汁で作るスムージーや粉末、カプセルなどの製品しか入手することができません。たいていの場合、こういったアサイー配合商品は高価であり、しかも口に合わないという方が多いです。さらに、配合商品の効果を実証する研究も行われていないようです。アサイーが抗酸化成分に富んでいるとはいっても、ジュースやスムージーなどの製品を作れるほど、含有されているフィトケミカル（植物化学成分）が高濃度であるというわけではありません。アサイー製品の効果がより明らかにされるまでは、もっと身近な抗酸化食品で代用することをおすすめします。たとえば、オーガニックのブルーベリーは入手も簡単ですし、それほど高価でもありません。しかも、繊維質の宝庫でもあります。あとは、ブラックベリーやザクロを忘れてはいけませんね。これらの果物の健康増進効果は研究からも実証済みです。

もっと知りたい

ブルーベリーの果実や果汁に含まれる色素成分のアントシアニンは網膜にある光受容体タンパクのロドプシンの再合成速度を早めることが明らかになり、眼精疲労や糖尿病性網膜症などの予防に用いられます。またブルーベリーはタンニンを豊富に含むため収れん作用をもつことから下痢や口腔粘膜の炎症に用いられます。一方、ザクロの果実や果汁には美白成分として知られているエラグ酸などの抗酸化成分やエストロゲン様作用をもたらす成分が含まれていて女性の美容と健康に役立ちます。

尿路感染症にはクランベリージュースが効果的？

「尿路感染症にクランベリージュースは全く効果はがない、という記事を最近目にしました。本当でしょうか？　他に有効な治療法があれば教えてください」

Weil's A

尿路感染症（ＵＴＩ）は、大腸菌をはじめとする、通常は小腸に住み着いているバクテリアが、膀胱に行きつくことに端を発する症状です。大腸菌は腸内では無害なのですが、尿路に達すると問題となってしまうのです。尿路感染症は女性に多く見られる症状であり（女性の尿路の解剖学的構造上、感染しやすくなっている）、アメリカ国内における全女性の11％が毎年、尿路感染症を発症させているそうです。

クランベリージュースを飲むことで、尿路感染症のリスクが低下することを明確に証明した研究も実施されています。１９９４年の米国医師会雑誌（ＪＡＭＡ）誌に掲載された研究では、クランベリージュースを飲んだ女性は、プラセボ（ビタミンC入りの赤い飲料）を飲んだ女性と比べて、尿路感染症の進行率が58％低下していたことがわかっています。すでに感染症に罹患した患者の場合、クランベリージュースを飲んだ後の症状保持率は27％となっています。その後の研究では、クランベリーには膀胱壁にバクテリアが付着するのを防ぐ物質が含まれているため、クランベリージュースを飲む習慣は尿路感染症に効果的であると結論づけられています。

尿路感染症に対するクランベリージュースの効果を調査した最新の研究は、先の発見に挑戦するべく、ミシガン大学で実施されました。２００５年から２００７年の間に、大学の健康センターによる検査で尿路感染症と診断された比較的健康な女子大生を対象にした実験だったとのことです。被験者の女子大生は無作為に分けられ、27％低カロリーのクランベリージュースカクテル、またはプラセボを８オンス（約240ミリリットル）１日２回に分けて、半年間飲んでもらったそうです。この研究報告は臨床感染症ジャーナル（Clinical Infectious Diseases）２０１１年１月号に掲載されているのですが、クランベリージュースを飲んでもらった学生の再発率は20％、対するプラセボ群の学生の再発率は14％という結果でした。

この結果に関しては、研究リーダーも驚愕したとコメントしています。彼女によると、当初、プラセボ群の再発率は30％と予測していたそうです。報告の執筆者は、おそらくプラセボとして用意した飲料の中に、尿路感染症のリスクを低減する物質を研究員がうっかり加えてしまっていたのではないか、と推測しています（クランベリージュースにもプラセボの飲料にもビタミンCが含まれていました。ビタミンCは尿を酸化させることで、ある種のバクテリアの成長を抑える働きがあります）。また、被験者の女子学生には十分な水分補給を促すよう、研究プロトコルにあったということです。おそらく、トイレに行く機会もそれだけ多かったことが予想され、結果として、バクテリアの成長を抑えて、尿路感染症の症状を減少させる効果が薄れてしまったとも考えられる、と彼女は述べています。

この研究の結果が、尿路感染症におけるクランベリージュースの効果を示す判断材料になるとは私には思えません。甘味を加えてないクランベリージュースの濃縮液を水で薄めたもの、または粉末のクランベリーエキスのカプセルなど、クランベリーを使った、おすすめの尿路感染症対策法はいくらでもあります。

もっと知りたい

尿路感染症に対してクランベリージュースが効果をあげる理由としては尿のpH（ペーハー）を酸性化することによって大腸菌が棲みにくい環境を作るためと考えられていました。その後、それに加えてクランベリーの成分によって大腸菌が泌尿器の粘膜に接着するのを妨げることも明らかになりました。なお、砂糖を加えられている嗜好品のクランベリージュースでは効果は得られないため、必ず無糖のジュースか、クランベリーパウダーを服用します。

チェリージュースで関節痛を緩和？

「2000ミリグラムのチェリー濃縮液はアスピリンや他の鎮痛剤よりも強力な鎮痛効果を得ることができるという話を最近読んだのですが、果たして本当なのでしょうか？　チェリージュースに副作用はないのですか？」

Weil's A

旬の時期のチェリージュースを飲み、タートチェリーを食べれば、アスピリンやその他の抗炎症薬よりも、筋肉痛や関節炎の痛み、痛風の痛みが緩和を促すことができる、という根拠を示した研究も発表されています。どうやら、タートチェリーの赤色のもとであるアントシアニンに抗炎症作用や鎮痛作用があるようです。

チェリーの鎮痛効果に関しては、これまで幅広く研究が実施されてきましたが、信憑性の高いものはあまり多くありません。２０１０年、オレゴン健康科学大学（ＯＨＳＵ）の調査チームが、オレゴン州のマウントフッドからシーサイドまで197マイルを走るリレーレースに参加する陸上選手を対象に、プラセボを使用してチェリージュースの効果を調査しています。参加者には、レース前の7日間、1日10.5オンス（約300ミリリットル）のチェリージュースまたはプラセボを飲んでもらい、レース当日にも同量を8時間ごとに飲んでもらったそうです。ちなみに、彼らは他に何の鎮痛措置もとっていません。レース後、チェリージュースを飲んだ選手は、プラセボ群の選手と比べて、筋肉の痛みも少なく、筋肉強度の回復も速かったと報告されています。

２００６年、イギリスの研究チームは、カレッジの学生にチェリーとアップルのミックスジュース、そしてプラセボをそれぞれ1日2回、８日間連続で飲んでもらいました。４日目、参加学生に対して、かなりきつい腕のエクササイズをしてもらったところ、ミックスジュースを飲んだグループの学生は、プラセボ群の学生ほど運動後の痛みを感じなかったと報告されています。しかも、ジュースを飲んだ学生の痛みのピークは24時間であったのに対し、プラセボ群の学生は運動後2日に渡って痛みが増加していったそうです。この研究報告は２００６年8月の British Journal of Sports Medicine に掲載されています。

チェリーの鎮痛効果を調査した初期研究がミシガン州立大学で実施されています。研究員によると、タートチェリー20個分ほどの量で、COX－1とCOX－2酵素の活動を抑制できるそうです。COX－1とCOX－2は抗炎症薬のターゲットとなる酵素であり、タートチェリーはアスピリンの通常服用量と比べても、より少量で、この効果を発揮することがわかっています。

かなり魅力的な報告ですが、それでもまだ、関節炎や痛風、そして筋肉痛治療の単独・主要ケアとしてチェリージュースをすすめることができるほど強い根拠はありません。今のところ、チェリージュースの鎮痛効果をアスピリンやイブプロフェンの効果と比較した実験は行われていないようです。抗炎症薬は、普通に服用しても胃腸の問題や内出血などの副作用をもたらすことがありますが、チェリージュースも有機のものを一日2本ほど飲めば下痢やお腹のむかつきなどを起こします。チェリージュースの濃縮液でも同様の問題が起こるのかどうか、未だ明確ではありません。また、覚えておかねばならないのは、チェリージュースはノンカロリーではない、ということです。1本のチェリージュースの8分の1で、果実3個分のカロリーに相当します。しかも糖分はそのままで、無繊維です。

もっと知りたい

COX（シクロオキシゲナーゼ）は体内でプロスタグランジンを合成する酵素で、アスピリンなどの非ステロイド性抗炎症薬はこの酵素の活動を抑制することで消炎・鎮痛作用をもたらします。アントシアニンはわが国では眼精疲労を改善する効果がよく知られていますが、その他にも本文にあるように抗炎症作用や肝解毒酵素の誘導、アポトーシス誘導などさまざまな働きをもつため、生活習慣病やがんの予防に役立ちます。メディカルハーブではウスベニアオイやハイビスカス、黒ブドウ葉に含まれています。

犬にフィッシュオイルを与えたら？

「犬の皮膚のかゆみに市販のフィッシュオイル（人用）を与えても害はないですよね？」

Weil's A

フォッシュオイルは犬に与えても問題ありません。そして、猫にも！　かつて、犬のアレルギー症状を治療する目的で、獣医はオメガ3系脂肪酸をフォッシュオイルの形で与えていましたが、現在では、犬の腎臓疾患から関節炎、高コレステロール値ケアまで、幅広い症状に対してその使用がすすめられています。ドッグフードにフッシュオイルを加えるだけで、アトピー性皮膚炎やそのほかのアレルギー関連症状から来る皮膚のかゆみをやわらげてくれることでしょう。

ペット用のフィッシュオイルも発売されています。従来のフィッシュオイルでも問題ありませんが、使用の際は、その処方量に注意してください。たとえば、ある商品では、20ポンド（約9キロ）以上の大型犬に対して、ソフトジェルタイプのカプセル1錠（1500ミリグラム）を処方するようにすすめています。それより小さい動物に処方するなら、量も少なく調整しなければなりません。わたしたちが飲むものと同じフィッシュオイルをペットにも与えたいときは、大型犬なら、その大きさによって1〜2カプセルを、より小さいサイズのペットには、カプセルをつぶして中身を適量とり出し、食事に混ぜて与えるといいでしょう。

ちなみに、わたしは心臓疾患やがん予防のために、毎日2グラムのフィッシュオイルを摂るようにしています。さらに、週に2、3回は魚（いつもは紅鮭）を食べることも忘れません。皆さんにも、週に2、3食は魚料理を食べて、毎日フィッシュオイルのサプリメントを飲むなどして、オメガ3系脂肪酸を摂ることをおすすめします。

ペットの犬や猫にフィッシュオイルを与える際には、とりわけその量について、まず獣医に相談してほしいと思います。アレルギー持ちのペットの場合は、より多い処方量が求められるかもしれませんし、皮膚状態の改善には、GLAやオメガ6系脂肪酸など、ほかのサプリメントとの併用が望ましいかもしれません。処方量や、サプリメントの組み合わせに関する疑問は、獣医に聞くのがいちばんでしょう。言うまでもありませんが、フィッシュオイルをペットに与えたからといって、その効果がすぐ表れるわけではありません。最短でも6~8週間は様子を見ましょう。

わたしも犬を数匹飼っています。とくにアレルギーや皮膚の問題があるわけではないのですが、健康維持のため、彼らの食事にも毎日フィッシュオイルを混ぜて与えるようにしています。

もっと知りたい

犬や猫は従来は「ペット」と呼ばれる愛玩動物としての存在でしたが最近では「コンパニオンアニマル」つまり家族の一員としての動物という位置づけに変化しています。こうしたことからヒトがホリスティック医学を求めるようにコンパニオンアニマルにもホリスティック獣医学が求められ、植物療法や栄養療法が実践されています。動物の症状に対するハーブの使い方は概ねヒトの場合と似ていますが、生理の違いには注意が必要で、一例をあげれば、精油を用いる場合に犬は嗅覚が敏感なので配慮が必要であり、猫は代謝機能が異なるのでフェノール系の精油は禁忌になります。

自己免疫性疾患に立ち向かうためには？

「一般的な自己免疫性疾患について教えてください。効果的なサプリメントや治療法はありますか？」

Weil's A

自己免疫性疾患には、確認されているものだけでも80ほど存在します。おもな例として、以下のものが挙げられるでしょう。

関節リウマチ
全身性エリテマトーデス（SLE）

多発性筋炎
自己免疫性甲状腺炎
1型糖尿病
重症筋無力症
強皮症
シェーグレン症候群

ほか、潰瘍性大腸炎や多発性硬化症といった病気も自己免疫性である可能性が指摘されています。これらの病気はすべて、身体の免疫系が、自らの組織を健康をおびやかす敵であると勘違いして、抗体を作り出し、自己攻撃を始めることによって発症するのです。自己免疫性疾患を抱える5000万人のアメリカ人のうち、75％は女性です。疾患を識別するのはターゲットとなっている器官であり、パセドウ病の場合は甲状腺、若年性糖尿病の場合は膵臓、狼瘡の場合は複数の器官が対象となるでしょう。米国自己免疫関連疾患協会（American Autoimmune related Diseases Association）のウェブサイトには、60にも及ぶ自己免疫性疾患の詳細が解説されていますので、チェックしてみてください。

自己免疫性疾患は、感情のアップダウンに大きな影響を受けて、症状が増悪もしくは寛解しますから、わたしはいつも、催眠療法や心理療法、誘導イメージ療法など、心身に対してはたらきかけるセラピー実践をおすすめしています。中国医療やアーユルヴェーダを試してみてもいいでしょう。ここでは、自己免疫性疾患にお悩みのかたに実践してもらいたいヒントをいくつかご紹介します。

- 1日の摂取カロリーからタンパク質を10％分減らす。動物性タンパク質のかわりに、同じ量の植物性タンパク質を摂るようにする。
- 牛乳や乳製品を控え、代わりのカルシウム源を確保する。
- 果物や野菜を多く摂るようにする。できるだけ、有機栽培のものを摂ること。
- 多価不飽和脂肪、マーガリン、植物性ショートニング、部分水素化油脂、トランス脂肪酸を含む食べ物（揚げ物など）を避け、油はエクストラヴァージンオイルを使う。
- オメガ3系脂肪酸を多く摂るようにする。
- ショウガ（ジンジャー）のサプリメントを摂取する（最初はカプセルで1日に2回）。ターメリック（ウコン）も効果的。使用上の注意をよく読んで、適量を摂ること。

もっと知りたい

タンパク質は脂質や炭水化物ほど慢性炎症との関係は直接的ではありませんが、必ず食品の中で脂質と同居しているので注意が必要です。またタンパク質の代謝産物や過剰な牛乳などの乳製品は免疫系に負担を与える傾向があるので自己免疫性疾患では控えめにします。タンパク質の供給源としては植物性タンパク質、つまり大豆などの豆類や種子類、ナッツ類などからの摂取を増やします。炎症体質を改善するオメガ3系脂肪酸の供給源としてはサケやイワシなどの魚類やインカインチ油、ヘンプ（麻の実）油などの植物油があります。

目の毛細血管が破裂したときは？

「過去2ヶ月の間に目の毛細血管が3カ所、破裂しました。最初の2つの血管破裂はストレスのせいだと思うのですが、3つめに思い当たる節がありません。一体、何が原因なのでしょうか？　できるだけ早く治すにはどうしたらいいですか？」

Weil's A

あなたの症状は、おそらく「結膜下出血」でしょう。結膜は白目部分を覆って眼球を守っている透明な膜構造で、結膜下出血は、結膜内に集まっている脆い毛細血管に起こる症状です。結膜の毛細血管の一部が破裂すると、明るい赤色もしくは黒色の点々が白目に浮き上がってくるのに気づくと思います。実は、くしゃみや咳をしたり、痛めたり、泣いたり、嘔吐したり、目をこすったりなどなど、なんてことはない日常的な動作や行動の積み重ねで、目の毛細血管は意外と簡単に破裂してしまうものです。大抵の場合、これといった特定的な原因はありません。しかも、毛細血管の破裂しても、痛みや軽い刺激を感じることはあるかもしれませんが、ほかに関連症状が見つかることはきわめてまれです。

しかし、ワルファリン（クマジン）、アスピリン、プラビックスなどの薬、多量のビタミンEやフィッシュオイルのサプリメント、またはニンニクなど一部の野菜を摂ってしまうと、なんてことはなかった出血の状態が悪化することがあります。また、ショウガ（ジンジャー）やセントジョンズワート、イチョウ（ギンコ）、カイエンペッパーなどのハーブ類も、リスクを高める可能性があるので注意してください。とは言っても、出血症状が悪化することはほとんどありません。上記のサプリメントも標準目安の量を摂ってさえいれば問題ありませんし、食事として適量摂る分にも構いません。

また、高血圧や結膜炎（目の感染症）に血管の破裂が関係していることもあるでしょうね。しかし、大抵の場合、そういった出血は治療せずとも、だいたい10日以内には治っていくものです。再発防止には、200ミリグラムのビタミンCを毎日摂ることをおすすめします。ビタミンCは毛細血管の血管壁を補強してくれるからです。また、グレープシードエキスや、抗酸化色素を含むピクノジェノールも同様にはたらくでしょう。結膜下出血に伴う痛みを感じたとき、視覚に異常を感じたとき、出血性疾患や高血圧、眼部損傷の既往歴がある場合は、医師に相談してください。

もっと知りたい

グレープシードやホーソン、黒ブドウ葉に含まれるOPC（オリゴメリックプロアントシアニジン）は強力な抗酸化作用や抗炎症作用をもつことで知られます。OPCはビタミンCと相乗効果を発揮して毛細血管の血管壁を保護します。この作用は目の毛細血管に限りません。そのためホーソンや黒ブドウ葉は心臓・循環器系の疾患の予防に用いられます。ピクノジェノールとはフランス南西部のボルドー地方の海岸に生育するフランス海岸松の樹皮から抽出された植物エキス製剤の登録商標でOPCや多様なカテキンを含みます。

プロフィール

著者

アンドルー・ワイル Andrew Weil

米国の医学博士、予防医療研究者。西洋医学にとどまらず東洋医学や代替療法も取り入れ、人間本来の自然治癒力を引き出すことを掲げたヘルスケア体系＝統合医療を提唱している。TIME誌で「アメリカでもっとも影響力のある25人」に選ばれ、著書『癒す心、治る力』（角川書店）は世界的ベストセラー。

監訳・解説

林 真一郎（はやし　しんいちろう）

薬剤師・臨床検査技師。グリーンフラスコ代表。東邦大学薬学部客員講師、日本赤十字看護大学大学院ほか非常勤講師。医師、薬剤師などと情報交換しながら統合医療における植物療法の普及に取り組んでいる。著書に『ファーマシューティカルアロマセラピー＆メディカルハーブ』（南山堂）、『メディカルハーブの事典』『植物力をくらしに活かす「緑の医学」』（ともに東京堂出版）ほか。グリーンフラスコHP　http://www.greenflask.com

翻訳者

榊原 有一（さかきばら　ゆういち）

1984年静岡県生まれ。CAM教育ディレクター、翻訳家。青山学院大学文学部、英国ウェストミンスター大学統合医療学科卒業。訳書『ジェームズ・ウォンの誰でも作れるハーブレメディ』（東京堂出版）。

ワイル博士のメディカルハーブ相談室

2015 年 4 月 10 日　初版印刷
2015 年 4 月 15 日　初版発行

著　者　　アンドルー・ワイル
監訳・解説　林 真一郎
翻訳者　　榊原 有一
印刷・製本　日経印刷 株式会社
発行所　　株式会社 東京堂出版
http://www.tokyodoshuppan.com/
〒101-0051
東京都千代田区神田神保町1-17
TEL 03-3233-3741　振替00130-7-270

ISBN 978-4-490-20898-6　C0077